「ほころび」の精神病理学

現代社会のこころのゆくえ

鈴木國文

青土社

「ほころび」の精神病理学　目次

II　精神医学の潮目1

III　精神医学の潮目2

「ほころび」の精神病理学　現代社会のこころのゆくえ

序章　ほころびに何を見るか

1　ほころびの手ざわり

本書は、「ほころび」の手ざわりを頼りに、私たちの社会、とりわけその一部としての精神医学が今後進むべき道を探ろうとする試みである。「ほころび」の感触を繕うことなく、むしろ「ほころび」のままに、生を、そして社会を、前へと進める方法を見いだすことはできないかと、手探りの思考を試みているのだ。

シャルル・メルマンというフランスの精神科医、精神分析家に「無重力の人間 *L'Homme sans gravité*」[*1]と題された本がある。ジャン゠ポール・ルブランとの対談を編んだ、二〇〇二年出版の本である。社会の変容と個人心性の変化、そして精神科の病態変化を扱った一書なのだが、この種の本としては比較的早い時期のもので、私自身もけっこう影響を受けた。「無重力」と言われているのは、垂直方向の力が働かない社会状況のことで、父の力、国家権力などによる支配のない社会の状況を言っているのだ。ただ、このタイトルが秀逸なのは、「重力」と訳したgravitéというフランス語には重厚さというニュアンスもあるため、「重みのない人間」とも読めるという点である。すこし前の社会を知っている人間にとっては、今日の人間が置かれた状況、そして新しい社会に生きる人々の印象の両方を、一語で簡潔に表したタイトルとして、共感を呼んだのだ。

宇宙に行って無重力状態でしばらく生活すると、垂直の力が働かないため椎骨の間に隙間が生じ、身長が伸びるのだという。そして、地球に戻るとしばらくして元の身長に戻る。無重力状態、つまり垂直の力が働かない状態というのは、重力と共に生きる常識からすれば、かなりとんでもない状態なのだ。垂直に引っ張られていなければ、高層ビルだって建ってはいられない。重力のあるところから重力のないところへ移れば、その変化の印象は強烈で、主体にとって深甚な影響があることは必定なのだ。確かに、一九七〇年代、さまざまな熱気が去った大学のキャンパスで、光と影のコントラストが薄れ、社会が示す方向感覚そのものが霧散する中、私自身、どこに向かうのかを思いあぐね、社会を織りなすものの「ほころび」という感触を、身深く体験した記憶がある。

しかし、この変化の印象は、いったいどれほどに普遍的なものなのだろうか。二〇世紀最後の四半世紀にすでに重力が曖昧なものになっていたとするならば、今日の社会を作っている人間のかなりが、生まれたときからすでに重力の減じた社会に生きてきたことになる。彼らは、重力が弱いからといって、はたして、めまいのような困惑を感じるのだろうか。そもそも、人格について、重いとか軽いとか、考えたりするのだろうか。私たちはいま、むしろ、そうした人々が織りなす社会における精神の病理についてこそ、考えなくてはならないのだ。「ほころび」について嘆くのではなく、むしろ「ほころび」を前提として考えることに、これからの道を探る手がかりがあるのだと思う。

本書で、私が「ほころび」という言葉で捉えようとしている事柄は、実は、いくつかの層にわたっている。まず、そのいくつかの層について、手短に見ておこう。

最初に思い浮かぶのは、もちろん、社会という織物の「ほころび」の感触である。メルマンが「無重力」という言葉で指している事態に近いだろう。久しい以前から、父の機能の弱体化、家族機能の崩壊、倫理判断の困難、イデオロギーの終焉、政治の後退など、社会は、さまざまな場面でほつれを見せている。

次に浮かぶのは、精神科医療における疾病分類体系の「ほころび」である。精神医学にとって疾病分類体系は、時代を経る中で編まれてきた織物のようなものであるが、今日、精神科臨床場面では、その分類体系がいくつかの意味でギクシャクしている。

そして、言うまでもなく、この疾病分類体系の「ほころび」は精神の病態の変化、いわば精神の「ほころび」のあり方そのものの変容と強く連動している。精神を病む病み方そのものが変化しているのだ。精神科臨床場面では、いま、いくつかの主要な疾患の病態が変わるとともに、「ひきこもり」「発達障害」「ネット依存」など新たな病態が急速に広がっている。そして、こうした変化は、おそらく、先に述べた社会という織物の「ほころび」と強く連動しているのだ。

そうだとすれば、これらいくつかの層の「ほころび」の現象は相互に強く関わりながら起きていることになる。そして、この連動がどのようにして起きているかを考えるとき、私たちは、主体の生成と社会との連接点という問題へと目を転じることを要請される。主体の生成と社会との連接のからくりは、実は、主体というものがその始原において抱えるある裂開をめぐって展開しているのだ。精神の内奥に横たわる「ほころび」である。

本書は、これらいくつかの層の「ほころび」の連関についての卑見を梃子《てこ》に書かれた一連の論考からなっている。以下、問題のありかについて、もうすこし耕しておこうと思う。

2　近代の二つの面——強い思考、弱い思考

一八世紀の半ばの一七五五年、ポルトガル、リスボンに未曽有の大地震があった。東日本大震災の後、この大地震のことに触れた論考がいくつかあった。しかし、このリスボン大地震は、東日本大震災が日本の思潮に与えたのとは随分と異なる影響をヨーロッパに与えたのだと思う。近代という歴史が下っただいぶ後になって、リスボン大地震に近代の起源を求める考え方がいくつか提出されているのだ。つまり、一八世紀の半ば、この未曾有の大災害の後、「神に頼れない」という危機感から啓蒙思想が生まれ、強い力、堅固な仕組み、堅固な建築への意志が生まれたと言うのである。

建築家、隈研吾は、その著書『小さな建築』[*2]の中で、リスボン大地震と近代との関係に触れた後、彼自身、「東日本大震災のあと建築の見え方が変わった」と述懐している。どんなに強固で大きな建築を建てたところで、自然の猛威から逃れることはできない。「そうした思いは、当然ながら地

震の前からあったのだが、あの地震を通じて、そのことを体で体験してしまった」と書くのである。

強い力を目指し強靭な思考を築くこと、脆さに立脚し弱い思考を紡ぐこと、モダンと言われる時代に人間がもった思考には、強い思考と弱い思考という二つの局面があるのだと思う(1)。そして、弱い思考の系譜は決して最近になって現れたものではない。近代はそのはじまりの時点から、近代システムそのものが持つ弱点への認識をその根底に置いてきた。フランス革命は革命後すぐに恐怖政治を生み、近代国家システムは戦争という悲惨を生んできた。堅固さを求める思考は繰り返し惨劇を生んできたのだ。「光を与えん、我々には理性がある」という声の傍らで、「闇を見ろ、我々は愚かだ」というつぶやきが繰り返し発せられてきたのである。

私は、二〇一〇年ごろから次第に「弱い知としての精神医学[*5]」とりわけ「弱い知としての精神病理学」ということを考えるようになった。そして、震災を通してますますその思いを強くした。「啓蒙的な姿勢」とは距離を置いたところに、精神病理学を構築することはできないかと考えるように

（1）「強い思考」「弱い思考」という言葉の使い方には、もちろん、ジャンニ・ヴァッティモの「弱い思考[*3*4]」からの影響を否定することはできない。特に、ヴァッティモがとった、ポストモダン思潮に対する微妙な距離からは多くことを学んだ。しかし、ここでは、彼が展開した形而上学との対決という哲学上の議論にはそれほど依拠していない。むしろ、私は「啓蒙」という姿勢がもっていた外部へと拡張する力の裏付けとなった「強い思考」に対し、内部と外部、つまり光と闇を画することへのためらいに発する「弱い思考」という意味合いに、重点を置いている。それは、第4章で触れる、アレッサンドロ・メンディーニのフラジリズモの感触に、あるいは、松岡正剛がその著『フラジャイル[*5]』で文化史的な視点から論じたさまざまな思考の姿に近いものなのかもしれない。

なったのだ。いま、この方向で精神病理学を考えるためには、強い思考と弱い思考という対置が、重力の後退、垂直の力の減弱とどのように関わっているのかという点について考えることが必須なのではないかと思う。重力を具現化していたものが、国家であり、社会であり、父権制に基礎を置く家族であったとするならば、啓蒙的姿勢、つまり強い思考を支えてきたものは、合理性への信頼、民主制という理念、進歩への情熱などであった。この二つは重なるところもあるが、歴史的な位置づけはかなり異なっている。強い思考は、家族、社会、国家を通じて、重力の生成にその原理を提供してきたとも言えるのかもしれない。が、しかし、ここで重要なのは、現在、重力は減じ、感得することすら難しくなっているとしても、強い思考はなお健在で、ますます邁進しているように見えるという点である。このズレ、無重力状態における強い思考の邁進という状況に由来する今日のさまざまな問題について考えることは、本書の重要な主題となっている。

たとえば、このズレの問題は、今日における倫理的判断の疲弊という問題とつながっている。今日、倫理は社会の原理としての位置を失い、コンプライアンス（規則遵守）の問題へと姿を変えてしまった。社会を成立させるためのものというより、個人の突出を避けるための約束事へと姿を変えてしまったのだ。そして、規則からの逸脱と目される行為に対しては、ネット炎上や報道の一斉攻撃といった形の制裁が加えられる。こうしたモグラたたきのような倫理ゲームの中で、人々は疲弊している。垂直の力を欠いた横並びの社会における新たな倫理という問題は、本書の重要な主題のひとつなのである。

3　精神科分類体系と病態の変化

精神病と神経症という区分、つまり了解不能と了解可能という区分を軸に、確からしさをもって唱えられてきた精神医学の疾病分類体系は、一九七〇年代、境界例に関する議論が興隆するころからさまざまなところでほころび始めた。私が精神科医になっていく初期の過程は、この疾病分類体系の崩壊の時期とほぼ一致している。いまから思えば当たり前のことなのだが、精神医学の疾病概念はもとより仮のものだったのだ。

このほころびについてよく主張されるのは、DSM-Ⅲという診断体系の出現の帰結だという見方である。しかし、私はそうは思っていない。古典的な診断体系は崩れるべくして崩れたのだ。むしろ、DSM的な診断体系を受け入れる素地が、社会という織物のほころびとの関係で、すでに社会の側に出来上がっていたと言ってもいいだろう。つまり、精神医学の診断体系は、いわば社会という織り目のほころびの一環として崩れたのだ。もちろん、診断体系が崩れたのには、病態自体の変化が関与していたことは言うまでもない。実際に、病態自体が精神病と神経症の区分、了解不能と了解可能という精神障害の重要な壁を壊すような形で変容したのである。

今日、精神病の諸症状はいわば奇異さを減じているのだが、そのことに加え、もうひとつ、正常というべき状態と精神の病態との区分がさまざまな場面であいまいになってきていることも重要な点である。ひきこもり、いじめ、虐待、物質依存、さらにはネット依存、買い物依存など、正常との境で生起するさまざまな問題が、現在、精神科の臨床場面を賑わしている。精神科医療はいま、そうした問題をめぐり、医療化すべきか社会問題として社会へと返すべきか、混沌とした議論の中にある。このことは、精神障害を社会の外部に据えるのか、内部に据えるのかという問題とも密接につながっている。

強い思考が合理性への確信と進歩への情熱を支えとしているとするならば、それはつねに外部を必要とする。つまり非合理、あるいは未開という外部である。ある時期まで、この内部と外部の区別が社会における重力の生成に寄与するという面があったのだと思う。それに対し、弱い思考は、外部を持たない。いや、むしろ外部を内に抱え込んでいると言った方がいいかもしれない。弱い思考は、非合理を自身のものとして抱え込むことに、その存立の鍵があると言ってもいいだろう。自身の中の闇の自覚である。

本書では、正常と異常、光と闇とが織りなす綾についても、持続的な関心を寄せていくことになるだろう。

4　精神のほころびと主体の始原

「ほころび」という言葉は、意識という織物のほつれ、いわゆる無意識の効果の出現の場を思わせるものでもある。フロイトが『日常生活の精神病理』[*6]の中で取り上げたように、無意識の機能は日常生活におけるさまざまなほつれ、言い間違い、機知、度忘れといった現象にこそ現れる。精神を扱い、精神の営みに影響を及ぼそうとするならば、さまざまな「ほころび」にこそ、精神の営みに関する真の鍵が隠れているということを忘れるわけにはいかない。そして、このことは、精神の営みそのものの内奥に潜むひとつの裂開の認識へと結びついているのである。

正常さ、普通さというものと精神の病態とが截然と分かれるものではなく、精神の病態と思われたものを追求していくと、正常さを作り出しているものの根幹へと繋がっているという経験は、精神医学にとって決して新しいものではない。神経症の諸原理が人間精神の最もそれらしい部分を作り上げていることは、フロイトの発見の重要な要素であった。また、ラカンが「精神病」[*7]という事態の観察から取り出した、意味以前の言語、すなわちシニフィアンの体系と主体の生成との関わりという問題領域は、人間の精神の営みそのものを理解する重要な鍵を提供している。それは、統合失調症という精神のほころび方を通して、人間精神の始原にある、ひとつの裂開を見る視点である。始原の裂開にまで遡って、主体の生成と社会との絡みということを見ようとするとき、今日における病態の変容という問題が、新たな様相をもって浮かび上がるのである。

精神の内奥に潜む裂開、その「ほころび」の手ざわりこそ、精神活動の仕組みを考える上で最も感度のいい手がかりを提供してくれる。精神の内奥にある裂開の認識は、「弱い知としての精神病理学」にとって、理論的な支えを提供してくれるのものだと考えている。

5　本書の章立てについて

この本の章立てについて、ここで、簡単な案内を示しておこう。

第Ⅰ部「現代社会の裂け目」は、現代社会の「ほころび」の感触を扱った論考からなる。第1章、第2章は、東日本大震災の後、私自身が考えたことの記録だが、それはまさに今日の社会の「ほころび」の感触を書きとどめたものと言っていい。この二つの章を冒頭に置いたのは、震災後の「ほころび」の感触を忘れることなく進むことが、いまの私たちにはどうしても必要だと考えたからである。第3章は、社会の変化と病態変化の絡みを取り上げ、本書全体を流れる問題意識の全幅を示す論考である。

第Ⅱ部、第Ⅲ部は、それぞれ「精神医学の潮目1」「精神医学の潮目2」と題されている。「潮目」とは、速さの異なる潮の流れがぶつかる場で海面に現れる筋を指す言葉なのだが、その筋は、実は極めて豊かな漁場でもある。この言葉で、私は、臨床の場の局面が転換する様を示そうとしているのだが、そこは精神病理学にとって、実は極めて豊かな考察の場でもある。第4章では、うつ病、および神経症と呼ばれてきた病態が「無重力状態」の中でどのように変化したのかが論じられている。第5章は、「抑うつ」という心性の社会、文化の中での位置づけを、やや古い歴史にまでたどって探ることで、精神科医療がいまどのような局面を迎えているかを浮き彫りにしようとしている。第6章は、発達障害のひとつである「多動」と現代社会との絡みを、解離という病態と並べて論ずることで、新たな時代の空気感をつかもうとするものである。

第Ⅲ部では、自閉症スペクトラム障害という病態が急速に成人の精神医学に浸透し、多くの影響を与えたことを踏まえ、もっぱらこの病態について考察している。第7章では統合失調症の病態変化と自閉症スペクトラム障害の浸透を、まさに潮目、つまり局面の交代として論じている。第8章、第9章は自閉症スペクトラム障害の病理について詳しく論じたものである。自閉症スペクトラムと呼ばれる疾病領域が提起している諸々の問題は、今日の社会が抱える問題と強くリンクしている。

第Ⅰ部、第Ⅱ部、第Ⅲ部の論考が精神病理学的視点からの問題提起であるとするならば、第Ⅳ部は、精神病理学的視点から、まがりなりにもなんらかの答えを示そうとする論考からなっている。その意味で、第Ⅳ部は「精神病理学の結び目」なのである。第10章では、自閉症スペクトラム障害における「社会性の障害」と「責任能力」という問題について論じ、この問題が提起する倫理的な地平を位置づけようとしている。第11章では、心理的な治療、すなわち精神療法というものがどのような水準で主体に働きかけるものであるのかを論ずることで、主体と理想、主体と超自我との関わりの実践的側面について取り出している。そして、第12章は、科学という知のあり方が、人間の知全体の中のどのような部分を支えているかについて考え、宗教と科学との関わりという問題にも言及している。これは強い思考と弱い思考という二つの思考の、いわばスタートラインにおける関係を発掘しようとする試みと言ってもいいだろう。第Ⅳ部では総じて、倫理の次元、超自我の次元と言うべきものについて論じられることになる。

冒頭、本書について、「手探りの思考」という言葉を用いたのは、私自身、どの章の論考も「弱い思考」の系譜に属するものと考えているからにほかならない。

文献

＊1 Melman C.: *L'Homme sans gravité, Jouir à tout prix, entretient avec J.-P. Lebrun*, Denoël, Paris, 2002.

＊2 隈研吾『小さな建築』岩波新書、二〇一三年

＊3 Vattimo G., Rovatti P. A.: *Il pensiero debole*, Giangiacomo Feltrinelli editore, Milano, 1983.（上村忠男、山田忠彰、金山準、土肥秀行訳『弱い思考』法政大学出版局、二〇一二年）

＊4 Vattimo G.: *Vocatione e reponsabilità del filosofo*, Il Melngolo, Genova, 2000.（上村忠男訳『哲学者の使命と責任』法政大学出版会、二〇一一年）

＊5 鈴木國文「社会の脆さと精神病理学——「弱い知」としての精神医学に向けて」『臨床精神病理』第三二巻三号、二〇一一年

＊6 Freud S.: Zur Psychopathologie des Alltagslebens, 1901, *G.W VI.*（高田珠樹訳「日常生活の精神病理」『フロイト全集7』岩波書店、二〇〇七年）

＊7 Lacan J.: *Le Séminaire LivreIII, Les psychoses, texte établi par Jacques-Alain Miller*, Seuil, Paris, 1981.（小出浩之、鈴木國文、川津芳照、笠原嘉訳『精神病』上・下、岩波書店、一九八七年）

I　現代社会の裂け目

第1章　震災後のこころのゆくえ

1　あの日、そして

二〇一一年の三月一一日、あの日から一日、二日と経って、次第にどれほどのことが起きたのかが明らかになるにつれ、時が止まったような感覚にとらえられ、その後、そうした日々が何日も続いた。震災後初めて前を向いて日常を守らなければと思ったのは、桜の開花が告げられ、大学に新入生たちが入ってきた四月になってからだったと思う。被災地から遠く離れた東海地方にあってさえ、何かがマヒしたような、そんな日々が続いた。

自分たちの生きてきた世界がこれほどに脆いものだったのかという驚嘆、虚を突かれたようなそうした驚きをもちながら、その一方で、こうした出来事のすべてが、なぜか我々（この我々という言葉が誰のことを指しているのか自分でもわからないままに）の生き方、我々の社会との関わり方から必然的に導かれた帰結なのではないかという思いが、時に頭をよぎる、重い日々だった。私など、一人の社会人としてさえ満足に社会に向かってこなかった身であるから、社会を作ってきたなどという思いは毛頭ないが、それでも、いまの社会を作ってきたのは誰かと問われれば、やはり世代としての「我々」はその責の一端を免れないと思っている。むしろ、社会にきちんとコミットしてこなかったからこそ、私には、いったい何をしてきたのだという漠とした自責のような思いが浮かんだのだろう。そうした得体の知れない自責の思いを否定できないまま、事の推移をただ茫然と見ているというのが私の最初の反応だった。

2 「我々」の年表

原発事故の空前の大きさが次第に見えるようになってきた震災後一〇日のころから、私は、仕事に手をつけられないままに、なぜか、ここ一〇〇年ほどの年表を作ることにかなりの時間を費やしていた。Excelを使って、まずは世界史上の主な出来事を書き込み、次の列に日本の政治の動きを、その隣に科学史の出来事を書き、さらに経済の動きを入れた。そして、その横に、祖父母の生没年、両親の生年、自身や妻子の生年などを入れ、家族の歴史をすこしずつ細かく書き込んでいった。実に奇妙な反応だったと思う。どのようなステップで世界がこのようなものになったのか、そして、ひとつひとつの局面で自分はいったい何をしてきたのか、最初はそんなことを考えてみようという意図があったのかもしれない。しかし、年表など作ってみても、そんなことが容易にわかるはずもないことは、すぐに知れることだった。それでも、私は、その作業を続けないではいられなかった。いつスプートニクが打ち上げられ、いつヴェトナム戦争が始まり、いつワトソン・クリックが二重らせんを解明し、いつチャレンジャー号が爆発し、いつチェルノブイリの事故が起きたのか。あるいは、いつ日本の政治は農村の切り捨てへと向かい、いつ夕張炭鉱は閉鎖され、いつ民活法が通り、いつ、どこに原発は造られ、そして、その時の日本の首相は誰で、自分の親は何をし、自分自身は何をしていたのか……。そんなことを並べてみることで、何日間かをただ過ごした。

一方において、こんな脆い世界の上で生きてきたはずはないという思いがあったのは確かだろう。しかし、もう一方において、いつからか「我々」はこうした危険について忘れてきた、あるいは見ないできたのではないか、という思いがあったように思う。おそらく私は、どのようにして世界がこのようになったかということよりも、「我々」は、どの時点で何を見なくなったのか、そのことをすこしでも把握しておきたいと感じていたのだと思う。

しかし、事はただ、単に何かを忘れてしまったとか、見ないようになったというだけのことなのだろうか。ひょっとすると「我々」は、いつからか「忘れる」とか「見ない」というよりも、もっと根の深い視野の欠損に陥ってしまっていたのではないか、そんなことも考えていた。それは、何か原理的なところで、世界全体というものに対する視野を失ってしまっているような、そんな感覚である。世界の全体を見るのではなく、自身が属する集団、職域だけを見て、その視野からのみ判断をして、それでよしとする、それが当たり前になっている。もちろん、昔だって、世界の全体を見ていた人などいなかったに違いない。ただ、見ていないということの自覚、見えない領域への畏れのようなものは、誰もがそれぞれの位置で抱いていたように思う。そうした畏れを失って、「我々」はかえって社会とのつながりの手応えも同時に失ったのではないかと思う。社会との関係という意味では、自身の効力感について何も感じることのできない、そうした無力感を「我々」は慢性的に抱き続けていると思えるのだ。

一九七五年にヴェトナム戦争が終結し、一九七七年に日本赤軍ダッカ事件が起きる。生徒、学生の自殺が異様に多いと言われたのが一九七九年、この年に私は精神科医になった。社会の中でひとりの職業人として立ったその時すでに、私は、「世界全体」に対して、ある種のズレの感覚をもっていたように思う。

何か、奇妙な事態が起き始めていると感じたのは一九九〇年ごろ、ひきこもりという現象が取り沙汰されるようになったあたりだろうか……。その五年ほど後の一九九五年、阪神大震災があり、オウム真理教事件が起きる。それは、自民党からの政権交代後、細川内閣、羽田内閣、村山内閣と短期政権が続いた翌年だった。阪神大震災の四年後に東海村臨界事件が起きている。そして、二〇〇〇年には、少年による動機の読めない殺人事件が続けざまに起こる。ヒトゲノムがほぼ全面的に解明された年である。そして、二〇〇一年に九・一一があり、二〇〇四年には、スマトラ島沖地震で二二万人の命が奪われた。

先に、私が漠然と「我々」と呼んだのは、おそらくは、こうした時代を生きてきた日本人、さらには、その一部を共にした世界の人々を指してのことだったと思う。しかし、それが何を共有した人々のことなのか、よくわからない。以下、この小論の中で、この「我々」が誰のことを指しているのか、もうすこし明確にできればと思う。

3 自然とリスク

ふつう「生態学」と訳されるエコロジーという言葉が、今のような含意で流布し始めたのはいつごろからだっただろう。レイチェル・カーソンの『沈黙の春』[*1]が出版されたのは一九六二年。エコロジーという言葉は六〇年代後半にはすでに「自然を守れ」という意味合いとともに、反科学、反文明というコノテーションを伴って、ヒッピー文化などとの親和性をもちながら広がっていた。しかし、エコロジーという言葉がひとつの明確な選択肢として政治的意味をもつようになったのは一九七〇年代から一九八〇年代にかけてのことだろう。守るべき自然に関しひとつの選択を主張する、その選択の主張はしばしば経済原則と対立するものであったため、保守経済主義に対立する主張として、それまでの左翼勢力の一部を引き継ぐ形でひとつの政治勢力となった。

このエコロジーの主張において、守るべき自然が真に安全なものなのか、あるいは、自然は守っていれば本当に人類にとって幸福をもたらすものなのか、といった議論がなされることはあまりない。自然は、人類が破壊しなければ、復元力をもって人類に好都合の地球環境を維持していくという考えが、実は幻想に過ぎないことは、地球の歴史、古生物学などを見れば明らかなのだが、そうしたことが問われることはまずない。だから、破壊しなければ自然は人間にとって恵みとなるという主張は、ひとつの信仰のような選択の上でなされていると言うべきなのだろう。もちろん、人間による自然破壊が地球環境に深刻な変容をもたらし、遠からぬ時期に大きな問題を引き起こすという主張に大きな間違いがあるわけではない。とはいえ、自然と人間の知恵との駆け引きが、自然を守るという方向だけではどうしようもないことは、地球の歴史をすこしでも振り返って考えてみれば、誰の目にも明らかだろう。

時により、自然は脅威である。この当たり前の事柄は日常的には意識に上らせにくい。いくら地震があると言われていても、人はなかなかそれに対する明確なイメージをもつことはできない。おそらく、それはあまりにも「恐怖」であるからだろう。二万人近い人が一時に亡くなってしまうような天変地異を、当然ながら、人は日ごろから想定して生きることなどできない。人は自然を、リスクとして管理できる範囲内にあるものとしてのみ、思いへと上らせる。小は、家具を留め、被災袋、非常用食料を用意し、耐震工事をすることから、大は、自治体で避難マップを作り、防潮堤を作り、国が防災予算を計上することまで、いずれもリスクに対処しようとするものである。

逆に言えば、リスクという言葉で我々が意識に上らせているのは、管理可能な事柄であると言ってもいいだろう。リスクはデンジャーとは違う。デンジャーに対してなされるべき対応は「逃げろ」であるが、リスクに対しては「管理」である。「我々」はいま、すべての事柄においてリスクを想定して管理することが求められる、そういう社会に生きている。そうした社会では、たとえば病気になる人は管理の悪い人であり、不幸な人というとらえ方は背後へと退くことになる。

東日本大震災のあとすぐには、地震と津波は天災であるが、原発事故は人災であるという、当然主張されて不思議でない言説が、それほどに興らなかった。それは、すべての自然を管理下に置こうとするリスク管理社会の一面を表しているのだろう。いずれの災禍も、いくらか天災でいくらか人災と考えられているのだ。ただ、この震災は、リスク管理を超える事態がありうるということを、有無を言わさず、我々につきつけることになった。自然は、むやみやたらに危険で、それを前にしたら逃げるしかない時があるということを……。

4　科学と「想定外」

先に、エコロジーの主張が自然に対するある種の信頼に依拠しているという点に触れたが、エコロジーの主張は、他方において、科学への信頼にも依拠している。現在のエコロジーは、六〇年代のような反科学、反文明というスタンスをストレートにとることはない。むしろ、生態学という、エコロジーという語の本来の意味を取り戻す形で、科学をもって科学を制し、文明をもって文明を制するという、修正科学主義的姿勢を示すことが多い。エコロジーの主張もリスク管理という発想をその根底にもっていると言ってもいいだろう。実際のところ、今日において、反科学的立場をとることはどんな領域においても極めて難しい。むしろ、原理的に不可能とすら言えるだろう。七〇年代半ばごろから、反科学、反文明というような「夢物語」を語る人はほとんどいなくなっている。科学は、現代社会の否定できない原理となっているのだ。

リスクを管理しようとする際には、科学的推論をもって当たるのが常である。科学を信頼する者として行動しなければ、リスクを管理することはできない。そういう意味では、リスク管理ということ自体が科学の相関物と言ってもいい。しかし、では、科学はいったいどこまでリスクを管理することができるのか。その前に、科学はそもそもリスクを予見することができるのか……。

科学は答えを出すための方法である。問われれば、必ず、「リスクはこのくらい」という答えを出す。地震の可能性を予見し、原子力事故の可能性を管理するための方途を示す。しかし、それらの答えはあくまでもいくつかの想定の上で成り立っている。科学という方法自体が、条件を単純化することによって、ということはつまり、ある想定の範囲を限定することによって、推論を可能にする方法なのである。「条件をこう仮定すれば、こういう答えが出る」というのが科学の言説の基本的あり方である。そういう意味で、科学は原理的に必ず「想定外」をもっている。

原発事故のように、その結果があまりに大きい事柄の場合には、想定条件をできる限り厳しくしてリスクを下げようとする。「想定外」は許されないからだ。しかし、科学がいくら想定条件を厳しくしても、それは有限のことであり、科学から「想定外」が消えることは原理上ない。とすれば、「想定外」が許されないような結果を招く事柄を科学でコントロールしようとすること自体、すでに本質的に矛盾していると言うべきなのかもしれない。

しかし、だからと言って、リスク・コントロールをやめるわけにはいかない。原発ならば、原発そのものをやめるという選択が可能であるが、想定外が許されないような事柄でも、リスク管理を旗印に前に進まなければならない場面がいまの世にはいくらでもある。伝染病と医療などはそのいい例であろう。リスク管理社会に生きるということは、そういうことである。

こうして、「我々」は、避けがたい裂け目を経験することになる。片足を科学という足場の上に乗せ、他の足を「想定外」を許さない至上命令（倫理）の上に乗せて、しかも、裂開などないかのような顔をして、日々を送る……。いつの日からか、「我々」にはそうした生き方が当たり前になってきた。この裂開を見ないようにするために、職能集団のマニュアル化した倫理規定の中に立て籠もり、「世界全体」を意識の上に上らせることなく生きることが常態化しているのだ。

5　裂開が見えるか

「我々」は、この裂け目を生きている。しかし、「我々」に、そこに裂開があることが見えるのだろうか。大きく開いた穴があることが見えるのだろうか。誰も何の保証も与えてくれない空隙があることが見えるのだろうか。

「我々」は、この裂開を見ていない。少なくとも、二〇一一年の三月一一日まで、十分にその裂け目を見ることはなかった。では、「我々」はただこの裂け目に目をつぶってきただけなのだろうか。いや、私には、「我々」がこの裂開を見ることには、何か原理的な困難があるように思えてならない。この裂開を見た時、「我々」はもう前に進めない。時が止まってしまうのだ。だからこそ、震災後、私はこの裂開を前に、動けない日々を送っていたのだと思う。

この裂開は、人が知りうる事と人知を超えた真理との裂け目と呼ばれてきたものと同じなのだろうか。もし、そうだとすれば、人知を超えた真理には神智と言われるものが用意されていた。しかし、いま、神智を保証するものは何もない。そのことを「我々」はよく知っている。そのことを知っているからこそ、「我々」はリスク管理に躍起になるのだ。そして、神智の保証がないからこそ、いったん事が起こると、「我々」は、知らないままで来たことを、自分のせいではないかと感じるのだ。「我々」が生きているこの裂開は、単に人知と神智の裂け目というのとはおそらく違う、それ以上に救いのない裂け目と言わねばならないだろう。もし、神智という審級があるのなら、「我々」にも、祈るということが残されていたのであろうが……。

リスクを管理する側にいる人、リスクを管理するよう命令を出している人、リスクの管理を願いながら自分では何もできない多くの人、どの人も、リスク管理社会に生きる限りこの裂開を避けて生きることはできない。皆がその両側に足を置き、股の裂けるような日々を送っているわけではないにしても、リスク管理社会に生きる限り、大きな裂け目の片側だけで生きることはできないのだ。

6　こころのゆくえ――倫理について

私は先に、倫理という言葉を使った。おそらく、「想定外を許さない至上命令」と言う時の、「許さない」という言葉の含意そのものが、倫理と呼ばれるものなのであろう。しかし、いまの「我々」には、この倫理という審級を適切に表現する言葉の用意がない。

医学部では、研究の倫理性を検討する倫理委員会の手続きが年ごとに複雑化し、研究をあれこれと縛るようになっているが、こうした会議で問題とされる倫理は、管理されるべき対象として、マニュアル的な対応が講じられる倫理である。そこでは、倫理そのものがいわばリスク管理の対象になっていると言ってもいいだろう。そうした発想のもとでは、責任のありかは賠償責任の所在となり、善悪の判断は訴訟回避の技術へと容易に変質する。リスク管理社会においては、先の「許さない」という審級、つまり倫理さえ、リスク管理の対象となってしまうのだ。

科学、そしてリスクについて言うとき、私は何も自然科学のことだけを言っているわけではない。経済コントロールにしても同じことである。経済も、さまざまな形でリスクを想定し、そのリスクをコントロールする仕組みを幾重にも重ねて動いている。リーマン・ショックのような事態は、管理されるはずのリスクが管理されないままに起きたものである。経済チャンスの自由度ばかりを上げて、制御はリスク管理の手法に任せてしまうネオリベラリズム的政策のもとでは、こうしたことは必ず繰り返されるだろう。リスク管理以前に、ある種の投機自体を規制するような倫理、自由を制限する倫理が見えなくなってすでにかなりの年月が経った。

医療場面でも、「伝染病と医療」のようにリスク管理的な対処が最優先される場面と、それとは異なる発想が必要な場面とがある。たとえば、今日では、憂うつも不安も制御しなければならないリスクと考えられるようになりつつあるが、これは、ＳＳＲＩという、従来の抗うつ剤に比べ「うつ病」だけでなくより広い「憂うつ」と「不安」をターゲットとする新しい抗うつ剤が浸透するに従い進展した傾向である。一旦、気分の一部が薬でコントロールできるということになると、波及的に、気分のすべてが管理すべきものとしてリスク管理の対象となっていく。「陽気さ」とか「憂うつさ」を薬によって制御することが当たり前のようになってしまうのである。こうした動きに対しては、憂うつをリスク管理の対象とすること自体を踏みとどまる、一歩手前の倫理の次元が必要であることは、しばしば指摘されることである。

最初のＳＳＲＩは一九七〇年代に開発され、八〇年代に欧米で使われ始めた。プロザックがアメリカで認可されたのは一九八七年である。九〇年代には、他のいくつかのＳＳＲＩが欧米諸国に浸透している。日本では、一九九九年に初めてＳＳＲＩが発売され、その後、二〇〇〇年代にいくつかの薬剤が導入された。

ネオリベラリズムの経済政策がアメリカとイギリスにおいて進められたのはレーガンとサッチャーの一九八〇年代、日本では九〇年代半ばから徐々に始まり、結局は二〇〇〇年代に小泉首相によって強く推進された。

一九七〇年代から八〇年代、そして現在までのこうした動きは、多くの領域において連動している。その同時代性には驚かざるをえない。おそらく、七〇年代から八〇年代のどこかで、より手前で問われるべき倫理の次元が見えなくなり、すべてがリスク管理の問題となってしまうような原理的転換があったのだろう。そうだとすると、私が「我々」という言葉で指そうとしたのは、こうした動きにみまわれた人々すべてのことだったのだとも言えるだろう。

ただ、私には、希望として感じていることがひとつある。それは、一部の若い人たちの動きのことである。

社会との絆をうまく見いだせないままに、社会からはがれるようにこぼれ落ちる若者たちがいる、その一方で、この裂開を前に「我々」ほどに無感覚になることなく、その両側に足を置きながら生き抜くことが自然にできる若い人たちが少なからずいるように思われるのだ。この震災のあと「一人一人が何かをすべき」とごく自然に思うことのできる若い人たちには、なんらかの形でリスク管理以前の倫理が見えているのではないかと思う。おそらく、一九七〇年半ば以降に生まれた青年たちにとって、裂開の存在はごくあたりまえのことであり、彼らの一部は、この裂開を生き抜くことこそが人が生きることだと、自然に体得しているのだろう。

「我々」という言葉をリスク管理社会に生きる人々すべてを指すものと考えようとしたが、ここで、私の願いを込めて、そこから一部の若い人たちを抜いておきたいと思う。

二〇一一年のあの三月一一日以降、日本人には、裂開の姿がかなりの明らかさで見えている。この裂開を前に、「こころのゆくえ」を、誤たないようにしなければならない。

復興という言葉は、確かに「ゆくえ」を指し示している。しかし、肝心なのは、ただ復興することではなく、どう復興するか、であろう。再び、この裂開を見ないような仕方でただやみくもに復興を叫ぶとすれば、経済原則だけが力をふるうことになることは目に見えている。

私は、この復興を考えるとき、肝要なのは、先ほどから一九七〇年代の半ば以降に起きた変化と言っている事柄を、歴史的進展の新しい段階としてとらえないことではないかと考えている。確かに、この変化は、たとえばフーコー[*2][*3]が生政治という言葉で呼んだこととなんらかの関係はあるだろう。しかし、それをある時代から人間に現れた新しい段階と単に考えることには、道を誤たせる危険があるのではないだろうか。生政治的側面が前面に出るという事態は、知が長足で進歩するときにはありがちなことなのだ。少なくとも近代はそうしたことを繰り返し経験してきた。

生政治という言葉は措くとして、むしろ、こうした管理の次元を生み出すメカニズムそのものについて、人間の知のあり方、さらには欲望のあり方の本質と照らして、捉え直す姿勢こそが必要なのだと思う。そうすることが、おそらく、新しい倫理の言葉を生みだすことへと繋がる。

震災後のこころのゆくえは、私たちの倫理のゆくえである。

文献

＊1　Carson, R. : *Silent Spring*, Houghton Mifflin, Boston, 1962.（青樹簗一訳『生と死の妙薬』新潮社、一九六四年）

＊2　Foucault, M. : *Histoire de la sexualité, La volonté de savoir*, Gallimard, Paris, 1976.（渡辺守章訳『性の歴史I――知への意志』新潮社、一九八六年）

＊3　Foucault, M. : Naissance de la biopolitique, Annuaire du Collège de France, 79e année, Histoire des systèmes de pensée, année 1978-1979.（慎改康之訳『ミシェル・フーコー講義集成8　生政治の誕生〈コレージュ・ド・フランス講義 1978-79〉』筑摩書房、二〇〇八年）

第2章 「前進すること」と「立ち止まること」の間で——東日本大震災から五年

1 海岸線

止まってみることはできないのかと、さまざまな場面で思う。足を止めて、すこし遠くから眺めてみることはできないのかと思う。しかし、一方で、毎日歩き続けないかぎり生活そのものが立ち行かないと、私自身、どこかで思っている。

二〇一一年の三月一一日からしばらくの間、私の世界は止まっていた。茫然として何もできないまま、私は立ち止まっていた。そしてその後、ここ一〇〇年ほどの年表を作ることから動き始めたことは、前章に書いた。Excelを使って、まずは世界史上の主な出来事を書き込み、次の列に日本の政治の動きを、その隣に科学史の出来事を書き、さらに経済の動きを入れた。そして、その横に祖父母の生没年、両親の生年、自身や妻子の生年などを入れ、家族の歴史をすこしずつ詳細に書き込んでいった。被災地から遠く離れた東海地方で、意味もなく何日間かそんな作業を続けた。もちろん、そんなことで何がわかるというものでもない。それはただ、立ち止まったまま足踏みでもしているかのような日々だった。前へ進むことと立ち止まることの狭間で、足踏みをしながら「失敗の蓄積」とも見える事柄を反芻していたのだ。

震災以降、多くの人が被災地へと赴いた。政治家が、医師が、そして建築家、芸術家、芸能人が、さらにはスコップをもった人々が……。何かできないかと、あるいは自身の目で事態を見届けておこうと、多くの人が爪痕の残る土地へと向かった。私は、何度か「自分も行くべきか」と考えながら、その度に、六〇歳近い人間が現地に赴くことは迷惑だろうなと思い直し、そのまま時機を失した。いまでは、すこしでも事態が落ち着いた早い時点で、現地を踏んでおくべきだったと思っている。迷惑にならずに事態を見ることくらいできたはずだ。見なければわからないことがたくさんある。そして、見ておけば忘れないことがたくさんある。

現地を踏まなかったけれど、私はこの間、出張の移動の際に何度か、東北地方の東海岸の遥か上空を飛び、海岸線を見た。もちろん、空からは爪痕などまったく見えない。光る海と深い墨色の大地、遠く雲の果てまで続く複雑な海岸線はいつも美しく、揺るぎないものに見えた。しかし、そこには「裂け目」に消えた多くのこと、ものがあるのだ。海岸線の上を飛ぶ度に、私は、なぜか「このままではいけないいな」という思いを抱いた。

2　かき消されたことども

あの震災の年、一連の出来事を前に、私は「我々のやり方がいけなかったのでは」という得体のしれない自責感にとらわれていた。何がどういけないというほど理屈の通った思いではなかった。ただ、自分たちの作ってきた社会の脆さに慄然としていたのだ。もちろん、私など、社会を「作った」というほど社会にコミットしてきたわけではないから、責任などもとよりあろうはずもないのだが、むしろそれだけになおさら自責の思いをもったのだろう。それは、立ち止まらずにはおれない思いだった。しかし、そのような思いは、次第に、何かにかき消されるようにして、うすれていった。

確かに、復興のためには、前に進むことこそ肝要だろう。現地では、何かを引き受け、ともかく前に進まなければ事は解決へと向かわない。現地では、おそらく、必死で前へ進もうとしても、なお消えないことどもがいまもまだ続いているに違いない。むしろ、遠く離れたところにいた者こそ、茫然と日を過ごし、やがて日が経つにつれ、茫然とした時に見たものの多くがかき消されていくのを、なんということもなく受け入れてきたのだろう。

なかったことにして前に進む、「すべてコントロール下にある（under control）」[*1]ことにして進む、そうした姿勢がさまざまなことをかき消してしまったようにも思う。かき消されたのは、「コントロールできないこと」であり、「底知れぬ恐怖」であり、「充満した死の記憶」である。いずれにせよそれは、圧倒的脅威の前で立ちつくした時に、我々が見ていたものである。海と陸地の「裂け目」が、口をあけて多くのものをのみ、やがて閉じ、また海岸線を作った。かき消されたのは、あの「裂け目」の残像である。

その「裂け目」に見えたのは、もしかすると、我々の社会が前に進む際に不可避的に抱え込む矛盾とも言うべきものだったのかもしれない。原発のコントロールと原発が原理的に内包する危険性、災害への備えと天変地異の原理的予知不能性。それは、おそらく、我々の社会そのものが本性上、不可避的にもっている異物なのだが、前に進むために我々はそれに対し目をつぶる。むしろ、それに目をつぶることが前に進む条件とすら言えるのかもしれない。しかし、この「裂け目」に目をつぶることなく、「裂け目」を意識して進む、そういうやり方はないのだろうか。「裂け目」そのものを見据えることはできないにしても、自身の行為に「裂け目」との関わりを意識しつつ、「裂け目」を越え、前へと進み出る。そして、それを何度も何度も繰り返す、そういう歩み方はないのだろうか。

3 hikikomori 研究

あの震災以降の五年間は、私にとって、フランスとの間で「ひきこもり」の比較共同研究を続けてきた五年でもあった。「hikikomori」という日本語は「tsunami」と同じようにヨーロッパでも

——専門家の間では——そのまま通じる。日本で、ひきこもりが増え始めたのは一九八〇年代、精神科医が注目するようになったのは九〇年代初頭である。フランスでは、二〇〇五年頃から、この現象が専門家の目を引くようになった。実際、フランスにもかなりの数の事例があって、パリのサンタンヌ病院では専門外来も開かれている。

この共同研究の成果は、二〇一四年、『「ひきこもり」に何を見るか』[*2]というタイトルで、日仏研究者の論文集として出版された。この本には姉妹本とも言うべきフランス語版があって、ほぼ同じ著者によるフランス向き論文集[*3]がアルバン・コラン社から出版されている。このフランス語版の縁で、私は二〇一六年の一月、イタリア、ミラノのミノタウロというひきこもり支援施設が主催する「ひきこもり国際シンポジウム」[*4]に参加した。イタリアは早くからひきこもりという現象に関心を向けてきた国のひとつである。

ミノタウロは、三〇年の歴史をもち、二〇年ほど前からひきこもり支援を続ける臨床心理士中心のNPO施設である。四〇人近いスタッフを擁し、当事者相談、家族相談、自宅への訪問、当事者の居場所提供、職業斡旋など幅広い支援活動を繰り広げる一方で、大学と連携して、支援者養成のための修士課程をもち、多くの院生を置いている。この陣容だけでも驚きだが、さらに驚嘆させられるのは、精神分析理論を背景に理論的構築を重ね、極めて活発かつ組織立った支援プログラムを展開していることだ。

この施設の活動を支える姿勢には、二つの大きな特徴がある。第一に、すべてが、ひきこもりに深く寄り添うことから始まっているという点である。例えば、インターネット依存の問題にしても、ここのスタッフは単に依存からの脱却を目指すのではなく、その当事者がインターネットの何にどう関わっているのかを詳細に訊き、インターネットとの関係そのものを分析する。ゲームへの耽溺を扱う場合には、当然のように、個々のゲームそのものを詳細に検討している。また、この施設には、ワークショップと呼ばれる多様な活動があり、当事者の文化的活動を心理士が精力的にサポートしている。あるスタッフはこう語っていた。「ワークショップでは、ともかく、何かを「する」ことから始めます。経験の共有という点に着目しているからです。使う事柄は、必ずしも始めから決まっているわけではありません。物語作り、写真、歌、コラージュ、ビデオ、なんでも使います」。たとえば、写真のワークショップでは、当事者がグループで牧場に出かけ、そこにプロの写真家が関わって映像作品に仕上げることが試みられたりする。シンポジウムで上映された映像作品は息をのむ美しさだった。それにしても、ひきこもる者の可能性について深く信じ、根気よく寄り添う多くの若いスタッフの存在は、私にはいささか不思議ですらあった。なぜこんなことができるのだろう。その鍵は、どうも、第二の特徴の中にあるように思われる。

第二の特徴は、やや理論的なものである。それは、「ひきこもり」と「死」との関係に対する気づきに関わっている。この施設を思想的に牽引してきたピエトロポーリ・シャルメ[*5]は「ひきこもりは死との間でバランスをとっている」と言う。それはまず、ひきこもる人々の多くが、ひきこもっているからこそ死を免れているということを意味しているのだが、しかし、この指摘の背景には、普通に日々を送る私たち自身、誰もが、実は、前に進むか、ひきこもるか、死ぬかという三択の中で生きているということに関する深い覚醒があるのだと思う。このことはとかく忘れられている。多くの人が、自分は前に進むか、立ち止まるか、その二択の中で生きていると思っているのだ。

シャルメは、精神分析に理論的基盤を求めることで、ひきこもり支援という困難な仕事の方向性を示し続けてきた。おそらく、彼の中には、ひきこもりは「死との間でバランスをとる」ものであるからこそ、それはまた、ひとつの文化事象でもありうるという、確信のようなものがあるのだと思う。その確信が若い支援者に浸透し、この施設の広汎な活動の支えとなっているのだろう。普通に日常を送る我々もまたその瞬間、瞬間、前に進むか、立ち止まるか、死ぬかという三択の中を生きている、この点に関する覚醒こそが、ひきこもる人々に深く寄り添い、前への一歩をともに踏み出す姿勢を作り出している。文化という事象には、いやもっと言えば精神に関わる活動には、常にこの覚醒が不可欠である。それは、端的に「死」への覚醒である。この覚醒の要請もまた、おそらく、近代（モダン）の今を生きる我々が不可避的に抱え込むことになった構造に由来するものなのであろう。

4 「死の練習」と日常生活

哲学は「死の練習」だと言う。ここでソクラテスの言葉やハイデッガーの現存在についての論を引く余裕はないが、哲学が教えるところでは、「自己」は何よりもまず死と関わることによってこそ現れる。死の契機こそ、本来性を導き、「自己」を支えるものである。しかしその一方で、死について忘れているからこそ、私たちは日常生活を送ることができる。むしろ、死について考えないことが「日常」というものの本質のようにも思われる。だが、時に、日常生活そのものが、死を見据えることによってこそ守られているという思いに包まれることがある。あの震災直後の茫然、そしてその後の足踏み、やがてかき消されてしまったことどもの中には、そうした思いがあったのだと思う。

私事にわたるが、震災後の五年の間に、大切なひとりの先輩、ひとりの後輩を亡くした。義父が逝き、父が逝き、母が亡くなった。母の死の三〇分後には私自身が飼っていた犬も死んだ。仏壇などなかった家に仏壇が置かれ、死者がいつも傍にいるようになった。喪の作業とは不思議なものだ。失った人のことを忘れながら、近しいものにする。いままで感じていたよりもずっと近くに、その人のことを感じることすらある。

前に進むこと、立ち止まること、その二つの間に死への覚醒が入り込むことが、むしろ日常生活の支えとなることが、きっと、あるのだと思う。

5　立ち止まる人

海岸線の上を飛びながら私が抱いた「このままではいけないな」という思いは、かき消されていったことどもに対する思いであるとともに、「立ち止まるか」「前に進むか」の二つしか考えないでいることに関する「居心地の悪さ」でもあったのだろう。復興のためには、確かに前に進むことこそ肝要である。しかし、その前進は、死という「裂け目」を意識しつつ、それを越えて前に出る前進である。これを越えて前に出ることは、決して自明なことでも、容易なことでもない。

立ち止まった人に、そして、その立ち止まったという事実に、敬意を払うこと、さらには立ち止まった人が何を見ているのかについて、深く考えること、そのことが、立ち止まる人の心に寄り添うためには、どうしても必要なのだろう。「裂け目」に見えたものに思いを馳せ続けることこそが、いまの日本には、きっと必要なのだ。

少なくとも精神の営みに関わる者は、そうし続けなければならないと思う。

文献

＊1 二〇一三年九月七日アルゼンチンのブエノスアイレスで開かれたオリンピック招致委員会での安倍晋三首相の演説を踏まえて。

＊2 鈴木國文、古橋忠晃、ナターシャ・ヴェルー編著『「ひきこもり」に何を見るか——グローバル化する世界と孤立する個人』青土社、二〇一四年

＊3 Maïa F., Figueiredo C., Vellut N. ed. : *Hikikomori, ces adolescents en retrait*, Armand Colin, coll. ≪Regards psy≫, Paris, 2014.

＊4 Convegno internazionale sul ritiro sociale in adolescenza, 29-30/01/2016, Milan, Italia. (http://www.mino-tauro.it/)

＊5 Gustavo Pietropolli Charmet : 二〇一六年一月二八日、著者がミノタウロを訪問した際の会談での発言。

第3章　「メンタル問題で、ちょっと」——自律と先制医療

1　メンタル問題？

一九八〇年のころだから、すでにずいぶんと昔のことになるが、私自身が精神科医になってしばらくのころ、先輩医師から次のようなことを言われた。「正常心理には手を出すな。われわれは人生相談をやっているわけではないのだから」。当時、こうした言葉にはそれなりの説得力があって、この言葉はその後も長く、私の臨床姿勢に影響（呪縛）を与えた。およそ世紀の変わり目のころまでは、内因性の疾患を診ることこそ精神科のメインの仕事というのが精神科医の一般的な姿勢だったと思う。そして、そうした姿勢の背後には、病気を診てこそ医師という、どこか専門家としての構え（＝啓蒙の幻想）のようなものがあったように思う。「異常心理学」は「正常心理学」を一旦離れることで成り立つ、といった言い方の背後にも、同じような構えがあった。正常心理学的な了解連関を離れ、病気の「文法」を知るようになってはじめて精神病的な事態について対応ができると

いう考え方である。これはこれで正しい、といまでも思わないでもないが、昔は、そうした考え方は精神科医の専門性を支える拠り所のようなものと捉えられていた。

しかし、二一世紀に入ったころから、精神科の臨床場面は大きく様変わりした。いま、企業で産業医などしていると、保健師さんから「○○課長が、「部下のメンタル問題で、ちょっと」ってことで、相談があるそうです」というノリで話がくる。そして、その相談内容というのが「新入社員の××が、すこし遅刻が多いのだけれど、叱っても全然堪えない、どうしてでしょう」というようなものだったりする。軽い……、とても。

いったい何が変わったのだろう。この変化の要因として、三つのことが考えられる。

まず、当然のことだが、精神科医療の敷居が低くなったことが挙げられよう。「うつは心の風邪」のキャンペーンの例を引くまでもなく、精神科にかかることに対する人々の意識上の壁はとても低いものとなった。

第二に指摘すべきは、精神科における病態そのものの変化である。統合失調症のような精神病の中心部でも、うつ病でも、さまざまな病態で、正常と異常の境が見えにくくなっている。明確な症状を認めないままに、統合失調症と診断せざるをえないような病態も少なからずある。うつ病における正常との境の不鮮明化は多くの人が感じていることだろう。さらに、殺人のような深刻な犯罪を、それまで大した逸脱を示すことのなかった人が唐突に犯すというような事態にも、正常と異常の境界の危うさを見ることができる。スペクトラムという言葉で正常との間に病理の濃淡移行を見る今日の疾病観も、そうした傾向を反映したものと言えるだろう。精神の病理が日常生活のいわばすぐ隣に忍び寄っているのである。

第三に、これはあまり指摘されないことだが、医療の側の知識の変化という点を挙げることができるだろう。異常な精神上の事態が、正常な心理と強くつながっていること、あるいは正常な心理的事象の基盤となっていることがすこしずつわかってきた。異常と見える事態が実は正常と言われる状態の根源に横たわっているという事実は、異常心理学と正常心理学とを截然と分かつ姿勢とは対立するものである。そうした事実の理解とともに、精神を扱う医療の側も姿勢をすこしずつ変えてきたと言えるだろう。

つまり、社会、病態そのもの、そして医療の側の理解、そのいずれもが正常と異常の境界を切り崩すような方向で変化してきているのである。

この章では、精神科医療場面におけるこうした変化の背後に、どのような社会の変容があるのかについて考察し、その上で、いま、精神科医療には何が求められ、精神科医療はどう変わらなければならないのか、そうした点を考える糸口を示したいと思う。

2 精神科医療の対象拡大と医療の変化

過剰と見える医療化について

メタボリック・シンドロームという言葉が喧しく言われ、健康診断で四〇歳以上の人の腹囲計測がルーチンとして始まった時、「よけいなお世話だな」と思った人は少なくないだろう。成人病予防にこの方法が有効であることを理解していたとしても「それに気を配るか否かは個人の自由ではないか、何で医療がそこまで介入するのだ」という思いを抱くのは、ごく自然な反応である。しかし、それ以前から世に健康ブームというものがあって、健康食品、サプリメントの類は不思議なほどよく売れていた。生活の嗜好レベルに医療的視点が深く浸透してきていたのだ。未病という言葉もよく口にされ、未病、つまり病気になる前に病を迎え撃つという発想が人々の間に浸透していた。メタボ健診はそうした背景のもとに現れたのである。

個人が、病気を得る前に病気のことを知って対応しようとすれば、個人の側に、ある程度の病気に関する知識が必要となる。今日進められている先制的な医療は、医療主導で行われてきた従来の予防とは、どうもこのあたりの基本的な考え方がずいぶんと違うように思われる。医療主導の予防と異なり、個人的な営みをサポートしているというニュアンスが強いのである。つまり、個人が自身の判断で健康に留意するのを、医療が、考え方や知識を提供することでサポートするというスタイルである。そこには、管理から自律へという重点の移動がある。

精神科医療においては、そもそも予防的介入は容易ではないのだが、この領域でも、管理から自律へという重点の移動は例外ではないようである。メンタルヘルスとかストレス管理といった言葉の社会の隅々への浸透はそのことを示している。ストレスを管理してメンタルヘルスを保つことはいまや個人の責任なのである。

今日、精神科領域では、こうした先制医療の動きが、先に触れた正常と異常との境界の不鮮明化と結びつきながら、これまでにないような医療対象の拡大を引き起こしている。発達障害概念を背景にした適応問題の医療化、うつ病のすそ野の拡大による労働問題の医療化、学校生活を支える方法の医療化、医療観察法下の司法・医療連携における社会防衛機構の医療化等々、医療問題なのか他の領域の問題なのかが必ずしも明確でない事柄に関し、医療的視点が求められているのである。現象としては、ひきこもり、組織への適応困難、さまざまな依存（特にネット依存など身体的依存性のない事柄への依存）、いじめ被害、場合によってはいじめの加害、ハラスメント被害・加害、さまざまな程度の身体毀損（ピアシーリング、ボディ・モディフィケーション等々）、ＧＩＤ（性同一性障害）など、従来は教育や文化の問題とされてきた現象も含みつつ、医療対象の拡大が起きている。

いささか過剰とも見えるこうした医療化の問題、先制医療の現象は、しばしば否定的ニュアンスで論じられ、行き過ぎを懸念されることも多い。しかし、ここでぜひとも考えておかなくてはならないのは、この変化の内実は何なのかという点である。おそらく、ただ単に「医療が先制するようになった」わけではなく、「先制するのが医療になった」とでも表現すべき変化が、医療の側につきつけられているのだ。つまり、先制するようになった時点で、社会の中での医療の位置づけが変わっているのである。おそらく、従来の医療のままで先制してしまっては、今日の社会の中でその先制医療はうまく機能しない。医療自体がなんらかの変化を自らに課さなくてはならないのだ。とりわけ精神科医療において、いま、そうした課題に対する敏捷な反応が求められているのではないかと思う。

軍隊モデルの医療、医療の武装解除

元来、医療という制度が軍隊モデルの組織理念の上に成り立ってきたことは、最近ではあまり強調されない。しかし、すこし考えてみれば、医療の発展が国家の興隆とともにあったことも、医療場面が戦いの論理で成り立っていたことも、想像に難くないだろう。一九世紀という国家概念の高まりの世紀にあって、細菌学に代表される学問の興隆を支えに伝染病との戦いを展開した医学のあり方は、この学問実践の基本姿勢となってきた。そこでは、作戦と命令が重視され、有無を言わせぬ実践が展開されてきたのである。そして、こうした姿勢の背後には、明らかに啓蒙という発想があった。それは、知の落差、「電圧差」を前提に、知の伝達、浸透を目指す姿勢であり、まさに文明化と呼ぶにふさわしいあり方である。そこでは、当然のように、知をもっている者が支配権をもち、指揮をとることになっていた。こうした医療においては、先制する医療とは、先制攻撃としての医療であり、それこそまさに「予防」という名で実践されてきたものである。

外科学や感染症との戦いなどにおいて前景となるこうした軍隊モデルの医療に対して、リハビリテーション領域などでは、従来から、これとは異なるモデルの医療、つまり教会モデルの医療とでも言うべき営みがあった。それはいわば救済を目的とする医療で、戦いを手段とせず、命令よりも個人の意向が尊重される医療である。近代の医療は、軍隊モデルとこの教会モデルのさまざまなブレンドによって成り立ってきたと言ってもいいだろう。

そうしてみると、今日では、戦いよりも救済が前景に出、集団よりも個人の意向が尊重されるという意味で、医療全体が、軍隊モデルから教会モデルに移行していると考えていいようにも思われる。しかし、今日、救済を保証する教会をどこに求めることができるのか、今日の医療にそうした審級の支えがあるのか、といった点を考えると、どうも事はそれほど単純でない。なんらかの第三のモデルが要請されていると思われてくるのだ。

軍隊モデルでもなく、教会モデルでもない第三のモデルとはいったいどのようなものなのか。この問いは本章の主題そのものに関わるものである。さしあたりの答えを模索するために、病態との関わり方の中に、戦いではなく外交交渉で切り抜ける方法のようなものを考えてみるのもいいかもしれない。戦いとは異なるルートで平和的に解決するような方法である。例えば、侵入を許し、それを経済機会に変えるといった寝技、草の根外交で平和的関係を醸成するという動き、あるいは武力で支配するのではなく、一人ひとりの考え方を変え、敵（病態）を敵（病態）でないものとして扱ってしまうといったやり方である。そうした視点から見てみると、現在の医療化には、先制攻撃ではなく、むしろ医学の武装解除とでも言うべき側面があることが見えてくる。ここで武装解除と言っているのは、つまり、学問内と一般の個人の知的落差を、武力の国家占有、すなわち国家の武装と見る比喩を踏まえて言う、武装解除である。

そして、おそらく、医学の側が武装解除する時、疾患自体も疾患としての姿でない側面を見せるようになるのだと思う。

こうした移行の背後には、知的落差を組織構成の要とする社会から、個人の自律を組織の基底におく社会への変容がある。この自律という問題は、一見したところそう見えるように、単に集団主義か個人主義かといった対置の問題ではなく、集団と個人という対立の図式が背景化している今日の社会のあり方そのものを反映した問題である。個人の社会化という問題について、個人と社会を対立概念と見る視点から論ずる、あるいは個人主義的社会か集団主義的社会かという対置の中で論ずる、そういう問題設定そのものが今日ではあまり通用しない。医療の第三のモデルを考えるとすれば、現代社会における個人と社会の関係のそうした変容を踏まえたものでなければならないだろう。

3　社会の中の個人

'Che vuoi?'（汝、何を欲するか）

個人と社会との関わりについて考えるために、ここで、主体と〈他者〉――本書ではラカンの大文字の他者[1]を〈他者〉と表記する――をめぐるラカンの立論、主に〈他者〉からのメッセージに関する論考をざっと見ておきたいと思う。

ラカンは、人間の幼児が環界と接合していないこと、いわば壊れた本能をもって生まれ落ち、それがゆえに環界との間で決定的な「裂け目」を被っていることを初期から自身の立論の基礎においていた。主体は、この「裂け目」ゆえに、鏡像から自我の像を受け取り、その上で、〈他者〉からメッセージを受け取ること、つまり〈他者〉の声を「聴く」ことによって初めて、主体として成立し、自らの欲望を抱く。ラカンの論において、この鏡像段階と、社会化の契機は強く連関している。主体が〈他者〉との関わりの中で欲望を抱くことと、倫理の問題、つまり社会化の問題とは強く連関しているのである。

(1) ラカンの理論における大文字の他者、〈他者〉については、さしあたりは、目前の他者を超えた背後の〈他者〉と大雑把に捉えておいてほしい。そこにはシニフィアンの体系という意味が込められることもあるし、構造という意味が込められることもある。また、フランス語で大文字で〈他者〉と書かれた場合、そこに〈神〉というニュアンスを読む人も多い。

〈他者〉の声について論ずるとき、ラカン[*1]は「Che vuoi?（汝、何を欲するか）」という声に触れている。これはカゾットの小説『恋する悪魔』[*2]から借りてこられた台詞なのだが、この小説の邦訳では「何ぞ御用？」と訳されている。とてもいい訳である。小説では、主人公の呪文に応えて、丸天井の上の窓が開き、まばゆい光とともに巨大かつ身の毛のよだつ形相の駱駝の首がヌッと現れ、途方もない大声で「何ぞ御用？」と応ずるのである。この身の毛のよだつ形相の駱駝は、実は美しい妖精（悪魔）となり、やがてこの妖精は主人公と恋に落ちる。この声は、呪文に応える召使の声であるとともに、実は、ある反転の予兆でもあるのである。

　では、ラカンの理論では、この「Che vuoi?」という声はどこから聞こえるのか。その声は、まず、生起しようとしている主体の、その「裂け目」の中に浮かぶ。ラカンは裂開という言葉も使っている。幼若で無力なものとしてこの世に落ちた主体の「裂け目」に、この声が呟きとして浮かぶのである。「Che vuoi?」。それに対し〈他者〉は何も答えない。何も答えないという「謎」を前に、主体は〈他者〉から同じ問い「Che vuoi?」が自身にそのまま戻ってくるのを感じとる。この時、主体にひとつの逆説的な謎が現れる。「何も答えないことによって〈他者〉は何が欲しいと言っているのか？」。つまり、主体は、〈他者〉が「何も答えないこと」を「〈私〉の欲望を言い当てよ」という謎と解釈するのである。こうして主体は、想定された〈他者〉の欲望を自身の欲望とすることによって、自身の欲望をもつ。〈他者〉が想定されていれば、〈他者〉が何も語らなくても、主体は〈他者〉の声を「聴く」のである。

倫理の次元が現れるのはまさにここ、主体が社会化するのも、この逆説的な謎を通してである。通常、この謎の出現を受けて〈他者〉の位置に何ものか——超自我、理想、神、国家、世間など——が置かれるという形で、倫理の次元は機能することになる。

論の中段をいくつかとばして進むことになるが、倫理に関するラカン理論をみごとに読み解いた『リアルの倫理』[*3]の著者ジュパンチッチは、主体の中に「Che vuoi?」という問いが生まれながら、倫理の次元が機能しない時、この逆説的な謎は主体に「憂うつ」をもたらすと書いている。憂うつは、いわば〈他者〉の「謎」の名残なのである。ジュパンチッチは、今日の倫理的次元の空転に触れて、次のように書いている。「現在、社会にあふれている「倫理的ジレンマ」（生命倫理、環境倫理、医療倫理……）は、まさに倫理が「抑圧」された結果、つまり〈真理〉の次元における倫理的思考の欠如の結果である。それは、より大きな悪を避けるための一連の規制以上の倫理、そんな倫理に向かう思考が欠如している結果なのである。このような状況は「現代社会」のまた別の一面、すなわち我々の時代に特有の「社会病理」であり、「歴史の終わり」にいる「（ポスト）モダンな人間」特有のさめた姿勢を醸し出す「憂うつ」とも関係している」。そう書いた後、ジュパンチッチはラカンを引いてさらにこう続ける。「ラカンの言葉を思い出そう。憂うつとは、「精神の状態ではなく、ダンテ、さらにはスピノザが言ったように、道徳的欠陥である。（テレヴィジョン）」。それは罪、つまり道徳的弱さである。このような道徳的欠陥あるいは臆病風に対して、我々は、もう一度倫理そのものの次元を見直さなくてはならない」と。

この部分を読む限り、ジュパンチッチは今日の時代相のもとでの倫理の機能不全と憂うつとの関係を論じているように見える。しかし、彼女の「(ポスト)モダン」という語の使い方には十分に注意しなくてはならない。ポストを括弧でくるこの語用法は、モダンは常にポストモダン的要素を含んでいることを強調しているとも読め、彼女の思考が「モダン」対「ポストモダン」という枠組みに収まっているとは考えにくいからである。

実のところ、ラカンが「道徳的欠陥」と断じたこの「憂うつ」は、一九世紀以降、文化の諸場面を覆ってきた情動である。フロイトが反応したのもこの「憂うつ」の突出に対してであったと言っていい。「憂うつ」は、近代という時代精神に内在するひとつの本質的な情動なのである。精神医学は、この情動を疾患という枠の中に収めようとして、うつ病概念を構築してきた。「憂うつ」をうつ病概念の中に閉じ込めようとしたのである。そして、今日、精神疾患の枠組みが流動化する中で、うつ病概念のすそ野が不鮮明となり、「憂うつ」は、個人一人ひとりのもとに戻されるような形で、再度社会の隅々へと浸透しているのである。

それにしても、なぜ今日、倫理の次元は機能しにくくなったのか。なぜ〈他者〉の位置に、超自我、理想、国家、世間などが置かれるということが起こりがたくなったのか……。

倫理の次元が機能するためには、主体の心の中に「Che vuoi?」という「つぶやき」が生じなければならない。そして、この「つぶやき」が生じるためには、どこかにご主人様がいて、呪文を唱え、召使のあなたに対し要望を出しているということが前提とならなければならない。ここに見てとるべきはまさにヘーゲルの弁証法である。しかし、いま、強く浸透している自己責任という考え方、自律（autonomie）の称揚においては、誰かの召使にならないこと、逆に言えば、誰かの主人にならないことこそが前提とされている。だとすれば、そこにはまさに弁証法の消失が含意されていることになる。自律の称揚の中で、〈他者〉の声に耳を傾けるという、そのこと自体が危うくなっているとも見えるのである。

啓蒙と自律（autonomie）

自律とは、なんらかの従属状態——例えば、親への、君主への、教会への従属状態——からの解放、つまり社会の中に場を得る際に個人の選択が最優先される、そういうことだと考えられてきた。自律という概念は常に自由競争という考え方とともにあった。そして、ある時代までは、誰もがよく知っていたと思う、自由競争の結果、社会の中の自身の場が定められた時、ある種の従属が始まるということを。その時、主体は何かに自身の自律を預け、規律の中、訓練の中に身を置き、そうすることで社会の一員となった。そしてさらに、自身が属する領域外のことについては、専門家の決定を待ち、それに身を任せることを是と考えたのである。そうした社会にあっては、自律は、ある種の目標、理想であって、決して無制限なものではなく、当然ながらある種の限定の内にあった。しかし、いつからか、自律が社会の前提条件のように考えられるようになった。

フランスの社会学者エレンベルグは[*4]、『自己であることの疲れ』という著書の中で、二〇世紀最後の四半世紀、自律という概念が社会の前提条件として扱われるようになり、それとともに「抑うつ」の質も社会の中での位置づけも変化し、今日、「抑うつ」は人の内的苦悩の主要なものとなったと説いている。そして、なぜ、とりわけ「抑うつ」が、この時代、社会における個人の位置づけの変化を映す鏡となったか、その経緯について論じている。彼はこう書く。「今日の社会においては、理想的個人を測る規矩は従順さではなく自発性である。ここにこそ、我々の生の形の決定的な変化のひとつがある。……抑うつは今日の人々の経験が何であるかを我々に教えている。抑うつこそ、規範が罪責感やしつけの上にではなく、責任と自発性の上に打ち立てられているような社会の病理であるからである」。

さらに、エレンベルグは、二〇一四年に日本で出版された『「ひきこもり」に何を見るか』[*5]に寄せた論考「メンタルヘルス――自律条件下の社会関係と個人差」の中でメンタルヘルス概念と自律との関係を扱い、次のように書いている。「自律ということが理想の位置から条件としての位置へと降りてきて、ある種の居心地の悪さが出現した。新たな精神病理現象のいくつかは、そうした居心地の悪さに対する抵抗の形である」。エレンベルグは抑うつ、ひきこもり、薬物依存などの現象に、自律条件下の社会に対する抵抗を見ているのである。

私は、これまでさまざまな箇所で、自由、平等、合理性など啓蒙思想下で「到達すべき目標（理想）」であったものが、今日、「すでに達成された原理」の位置に置かれるようになった、と論じてきた。[*6]この議論は、エレンベルグの論考と極めて近い認識を出発点としている。エレンベルグの論考は、抑うつ病態の変遷の意味を読み解くことを通して、この問題をさらに、医療の役割の変化という議論へと導いている。

「自律条件」と呼ばれる、いささか奇態とも見える自律性の徹底の姿は、医療場面との関係で見るなら、例えばインフォームド・コンセントのような考え方に見ることができるだろう。この考え方のもとでは、決定するのはあくまで患者であることが徹底される。もちろん、治療を受ける者が十分に説明を受け、その上で同意することが重要だという指摘に反対する人はないだろう。ただ、説明を受けた人が本当に理解した上で同意したのかということになると、実態は、「達成目標」という域に留まっていることは否みようもない。しかし、今日の社会は、これを「達成目標」に留めることを許さない。あくまで先に進むための条件としているのである。だから、例えば、手術を受ける前日に説明を受け、同意書にサインをしなければ先に進めないといった事態が生じることになる。本当は「医療にお任せします」という気持ちで同意したとしても、それはあくまで「説明を受けた上で、自身の意思で同意した」ということになるのである。

この同意のやりとりに、自律をめぐる一種の儀式の匂いを嗅ぎ取る人もいるだろう。結婚式における「愛することを誓いますか」「誓います」という、あの愛をめぐる宣誓の儀式と似た構造である。その場に至って「誓いません」とは言えない。「誓います」と言うから儀式は先に進むのである。先に進むために、結婚式では愛を〈他者〉＝神に誓う、あるいは愛を〈他者〉に報告する。では、インフォームド・コンセントの場合、患者は同意を〈他者〉に誓っているのだろうか。もちろん、違う。明らかなことだが、インフォームド・コンセントの場合、そこに神はいない。インフォームド・コンセントでは、「Che vuoi?」を担ってくれる〈他者〉がいないままに、あくまで自律的に同意を選択しているのである。この違いは大きい。むしろ、逆に、「Che vuoi?」を担ってくれる〈他者〉がいなくなってしまったからこそ、自律が前景に出されていると言った方が事の実相を捉えているかもしれない。

おそらく、二〇世紀のある時代までは医療制度全体が治療上の選択を請け負う体系として機能していた。何がなされるべきか、何が求められているかは、医療制度そのものが保証していた。そうした時代には、医療制度、あるいは、「やがて全知たるべき医学の体系」そのものが〈他者〉でありえたのだ。つまり、知を想定された〈他者〉として機能していた。この「Che vuoi?」を担う〈他者〉が見えなくなったからこそ、自律は徹底され、あらゆる場面で、自律が証人として呼び出されることとなったのである。

医学体系が〈他者〉を引き受けることがなくなった時から、医療の側の啓蒙的姿勢も背後に退いている。インフォームド・コンセントにおいては、もはや医療の側の啓蒙姿勢は前景にない。医療の側が知をもち、それによって患者を導くのではなく、医療の側と患者の側が知を共有した上で、患者が先に進むことに同意するのである。だから、そこには原理上、「ちょっと説明すれば届くほどの知の差」しか想定されていない。たとえ患者が解らなかったとしても、それは患者の責任である。かつて、啓蒙的姿勢を支えていたのは、知の暗い部分とそれを照らす光のコントラスト、すなわち知の落差、「電圧差」であった。啓蒙は、暗い部分を照らして進む。しかし、いまでは、知の「電圧差」が機能しない。ここから先は暗いという知のフロンティアが不明瞭になっているのである。

フロンティアの逆説

いま、フロンティアという言葉を使った。このフロンティアの消失と〈他者〉の概念は強く連関している。近代以降、すなわち「神は死んだ」と言われる近代以降、人は、フロンティアをもつことで、その彼方に〈他者〉を想定してきた。やがてあるべき「全き知」である。そして進歩、発展の物語が編まれた。フロンティアの向こう側には、異界があり、そこへの駆動が〈他者〉の声を聴く姿勢の基盤となってきた。啓蒙とは、〈他者〉のもとに想定された真理を己の知であることにして進む、そういう反転装置だったと言ってもいいだろう。この反転装置によって、例えば、自由という理念、いまだ獲得されていないこの理念が、達成されるべき理想として掲げられ、フロンティアの向こうへと流布されてきた。医療という制度もまた、フロンティアをもつことによって、「全き知」としての〈他者〉の想定のもと、知を浸透させようと先へと進んできたのである。

知の明るい部分と暗い部分とがある。己の側に光があって、向こう側には光がない。闇に向かって「Che vuoi?」という声を発し、相手が答えない時、何も答えないという「謎」を前に、主体は同じ問い「Che vuoi?（汝、何を欲するか）」が自身に戻ってくるのを感じとる。この時、ひとつの逆説的な疑問が現れる。「何も答えないことによって〈他者〉は何が欲しいと言っているのか？」。

そして、近代という主体は、そこに「光」という答えを見いだしてきたのである。光、つまり自由、平等、合理性などのさまざまな「答え」である。

近代の起源において、啓蒙はフロンティアを求めた。もっと言うならフロンティアの向こう側を必要としたのである。そして、ある時代から、さまざまな目指すべき理念が条件へ、そして原理へと反転した。それは、フロンティアの消滅という事態が問題になり始めた時点と一致する。

しかし、本当に外部はなくなったのか。本当にフロンティアは消えたのか。そもそもフロンティアなくして、主体は成立することができるのか。我々の主体は、フロンティアの向こうに〈他者〉をもたなければ、主体たりえないのではなかったか。近代はそうした宿命を主体に課してきたのである。このことこそ、フロンティアの逆説である。

啓蒙に関連して、フロンティアが不鮮明になっていることはおそらく否めないだろう。しかし、近代の始原においてフロンティアを必要としたのは、なにも啓蒙だけではない。もうひとつ、フロンティアを必要とした重要な要因があった。資本である。知の落差、さらには地理的なフロンティアが見えなくなる中、いま資本にとってフロンティアを作り出しているのは、おそらく唯ひとつ技術革新であろう。技術革新のみが、新たな市場、つまり資本のフロンティアを切り拓いていると言ってもいいだろう。

科学の名の下、そこで起きているのは、新たな欲望を生み出すべく仕掛けられた技術革新の競争である。その競争は、いまや欲望を追い越すような形で先へと進んでいる。つまり、それは、欲望が生み出す競争ではなく、欲望を追い越して進む、仕掛けられた競争である。そのため、どこに向かって競争をしているのかが見えないままに競争を続けるという事態が生じている。人々は、おそらくこの事態に疲れている。欲望を追い越してしまったという限りにおいて、そのフロンティアの向こう側に、〈他者〉の場を想定することは難しい。そのことを、多くの人々が疑問に思っているのである。

4　新たな時代の精神医療

ここまで〈他者〉という言葉で論じてきた事柄は、ヘーゲルの用語を援用するなら、「絶対知」、あるいは「理性の狡知」という概念との関連で論ずることのできるものである。近代における前進は、何か——絶対知——が前進を求めているという確信に支えられてきた。そして、いつからか「歴史の先を想定しえない」時代[*7]、つまり、その先に「絶対知」を想定しえない時代となった。今日の先制医療化、精神医学のメンタルヘルス化という現象には、そうした時代における精神医療のあり方を、読みとっていかねばならないのであろう。

病態の変化をどう理解するか

〈他者〉を想定することの難しさ、そのことは即、主体の成立の難しさとつながっている。主体は外部との関係で、もっと言えば〈他者〉との関係で成立するものである。とりわけ、近代的主体とはそういうものであった。今日の精神科領域におけるさまざまな病態の変化は、この主体の成立の難しさと関連している。

「父の名」とは、ラカンが「クッションの綴じ目（ポワン・ド・キャピトン）」という概念とともに使った用語である。「父の名」はシニフィアンの層と流動するシニフィエの層をクッションの綴じ目のように串刺しにして止める。このことによって、主体はシニフィアンの連鎖へと導かれ、欲望をもち、自身の歴史を生きることになる。クッションの綴じ目はいわば主体の歴史の臍《へそ》、人格の臍である。精神病においては、「父の名」が排除されていて、ある時点で、クッションの綴じ目がとぶ。ラカン理論では、精神病の発症はそのようなものとして論じられてきた。

「父の名」によるクッションの綴じ止めという契機は、これまで論じてきた、〈他者〉の位置に超自我、理想、国家、世間などが置かれるという契機と重なっている。ここで、問題となるのは、今日、この「父の名」の機能が揺るがされているという点である。ラカンは「父の名」という用語をセミネールの第一〇巻[*8]ですでに複数形（Noms du Père）で使っている。この複数化した「父のいくつかの名」という考え方を敷衍して、後期ラカンの理論は、次第に固定的な精神病構造から離れ、精神病の構造を流動的なものと見る見方へと移っていく。[*9]そして、今日、こうした後期ラカンの論立てを踏まえて、新しい精神病の病態を説明するものへとラカンの理論の読み替えがなされている。社会の中で「父の名」の機能が揺るがされるとともに、精神病の構造にもなんらかの変化が起きているのである。

本論の閾を超えるので詳述は控えるが、ジャック＝アラン・ミレール[*10]は一九九九年に「普通精神病」という概念を提唱し、精神病に関するラカン理論の読解に新たな地平を拓いた。これは、「父の名」の排除という事態をなんらかのしかたで補って日々を送る、そういう主体の出現に呼応したものである。こうした提言を受けて、多くのラカン派の研究者が、ラカンの精神病に関する考え方を今日の病態を説明するものへと読み替えてきた。例えば、マリー＝エレーヌ・ブルース[*11]は、今日、「父の名」の機能が複数的なものへと変化していることに触れ、「父の名」の機能そのものが次第に曖昧さを増していることを指摘し、精神病の病態そのものの変化に言及している。

精神病以外の病態についても新たな視点から考察が加えられている。ラカン派の視線が自閉症という事態に真剣に注がれるようになったのは、ひとつには、精神病に関する上記のような議論の進展との関連においてであった。自閉症における主体と言語の関わりという問題は、今日の主体のあり方を論ずる上で、極めて貴重な示唆を与えてくれる（本書第Ⅲ部、特に第7章、第8章の議論参照）。

うつ病も、主体と社会との結び目の変化を受けて、これまでのうつ病とは異なる姿を見せている。これはジュパンチッチも指摘するように、倫理の次元の機能が難しくなったこと、さらには人格概念の脆弱化と関係している。エレンベルグが論じようとしているのも、うつ病態と社会の変化の関係である。このことは、日本とドイツにおいて盛んに行われたメランコリー親和型をめぐる議論、社会との結び目という視点で人格を論じたこの議論が、今日、ある意味で通用しなくなっていることとともつながっている(本書第Ⅱ部、特に第4章、第5章の議論参照)。

いずれの病態における議論も、今日、人格という問題を核に精神病理を論ずることの困難を示唆している。おそらく、人格という概念そのものが、ある意味で揺らいでいるのだ。

ひきこもり、組織への適応不全、身体的依存性のない事柄へのさまざまな依存、いじめ被害・加害、身体毀損の問題、GIDなど、先に挙げたさまざまな現象も、当然ながら、社会の変容を反映した事態として、われわれの前にある。

しかし、今日の病態変化を理解しようとするこれらのさまざまな議論は、必ずしも精神医学の内部で進められているわけではない。フランスにおいても、日本においても、むしろ精神医学の外でこそ論じられているという観がないわけでもない。つまり、決して医学という知の砦の中で起きている出来事ではないのだ。このこと自体、医療の武装解除という問題とつながっている。医療の武装解除との関連で、病態そのものが疾患以外の面を見せる、そして、そのことが医学の外でこそ認識される。医療は、むしろ後からやってきて、それを追認する。今日の精神科医療にとって、これは、あるいは、悪いことではないのかもしれない。

メンタルヘルスと「先端医療」

メンタルヘルスという言葉に現れているような自律条件下の先制医療は、確かに今日の精神医療のひとつの姿である。こうした場面では、医療は啓蒙という姿勢を離れることを要請されている。

もはや、主導権はおのれの側になく、医療の外、一人ひとりの個人の側にこそあるのだ。このことは間違いなく医療そのもののあり方を大きく変えている。寄り添う医療、サポートする医療である。

しかし、精神医療のすべてがこうした方向に変化したかというと、もちろん決してそうではない。当然ながら、技術革新を求めて、ビッグサイエンスと手をたずさえた医学が、啓蒙的姿勢を決して崩すことなく、邁進しているのだ。医療はいまや二つの方向に引き裂かれていると言ってもいいだろう。

医療における技術革新の先端は、通常の人々の日常の想像力をはるかに超えた、彼方の世界で進められている。そして、この革新が日常生活へと還元される時には、啓蒙というよりも、むしろある種のトリックめいた説明に彩られることが少なくない。薬物による情動コントロールというフロンティアは、容易に抗うつ剤ビジネスと結びつく。遺伝子の知見はテイラーメイドの精神病薬というフロンティアを作り出し、ビジネス化する。そして、「STAP細胞」の時のように、新たなフロンティアという誤報が流れても、もはや素人には当否の判断は難しい。技術革新の多くの場面で、全知の〈他者〉よりも、むしろ資本のフロンティアが追求されているのだ。そして、そうした技術革新の向こうには、やがて全知たるべき〈他者〉の姿は、どうしても想像できない。

今日、きわめて重要なのは、医療のこの二つの側面を医療自身がよく自覚することなのだと思う。この二つの側面を錯綜させて進むこと、例えばメンタルヘルスの場面で啓蒙的な姿勢を維持し続けることは、おそらく望ましくない結果を生む。そうした場面では、医療自身が、これは伴走なのだという意識をもつことこそ重要なのだ。逆に、先端医療の場面でありながら、インフォームド・コンセントの名のもとに無理な自律を強いるのも奇妙な錯綜と言うべきだろう。先端医療の場面では、医学体系そのものが選択を背負ってしかるべきなのだ。あるいは、選択を背負う審級が見いだせないのなら、本来、前に進むべきではないのだと思う。

5 「メンタル問題」に耳を傾ける

技術革新に支えられた「先端医療」と啓蒙を離れた自律の医療、この二つの営みの間の裂け目は、いま、とりわけ精神医学において、鮮明に見えているように思われる。おそらく、精神を対象とするこの領野では、医療の他のどの領野より、そのことが見えやすいのだ。精神医療に携わる者こそ、自身の立っている場の認識を誤たないようにしなければならない。

私たち精神科医は、いま、○○課長の「部下のメンタル問題で、ちょっと」という相談に、とりわけ真剣に耳を傾ける必要があるのだと思う。おそらく、そこにも、技術革新と自律の狭間で懊悩《おうのう》する同時代人の姿が見えているからである。

文献

＊1　Lacan J. : 'Subversion du sujet et dialectique du désir dans l'inconscient freudien', *in Ecrits*, pp. 793-827, Seuil, Paris, 1966.

＊2　ジャック・カゾット著、渡辺一夫・平岡昇訳『悪魔の恋（バベルの図書館19）』図書刊行会、一九九〇年

＊3　A・ジュパンチッチ著、富樫剛訳『リアルの倫理――カントとラカン』河出書房新社、二〇〇三年

＊4　Ehrenberg A. : *La Fatigue d'être soi, Dépression et société*, Odile Jacob, Paris, 1998.

＊5　アラン・エレンベルグ「メンタルヘルス――自律条件下の社会関係と個人差」（鈴木國文、古橋忠晃、ナターシャ・ベルー編『ひきこもりに何を見るか――グローバル化する世界と孤立する個人』青土社、二〇一四年所収）

＊6　鈴木國文『同時代の精神病理――ポリフォニーとしてのモダンをどう生きるか』中山書店、二〇一四年

＊7　大澤真幸『不可能性の時代』岩波新書、二〇〇八年

＊8　Lacan J.: *Séminaire X, Angoisse*, Seuil, Paris, 2004.（小出浩之、鈴木國文、菅原誠一、古橋忠晃訳『不安』岩波書店、二〇一七年）

＊9　Lacan J.: *Séminaire* XXI (*1973-1974*), Les non-dupes errent (inédit).

＊10　Miller J.-A.: *La psychose ordinaire, La convention d'Antibe.* Seuil, Paris, 1999.

＊11　マリー＝エレーヌ・ブルース著、松本卓也訳「ラカンのディスクール理論からみた普通精神病」（『ニュクス』第一号、一八八―二〇一頁、堀之内出版、二〇一五年所収）

II

精神医学の潮目 1

第4章　憂うつはもう機能しないのか――「不安」と「うつ」の役どころ

1　精神科医療と「不安」、「うつ」

一九八〇年代から三〇年ほどの精神科医療の変化には、いささか驚くべきものがある。変化と言っても、それはべつに精神科医療が格段に進歩したということでも、医療の改革が進んだということでもない。ただ、精神科医療が社会の中で置かれている立場が大きく変化したことを言っているのだ。精神の病理的な現象が特殊なことではなく、日常的な事柄として人々に受け入れられ、精神医学的なものの見方、考え方が、社会のさまざまな場面で取り上げられるという不思議な事態があたりまえのことのようになっている。それ以前は、精神に関する病理現象と言えば、いわば世間の裏側で目に見えないように生起するのが一般であったのに、今では、どうも、日常的現象の中に精神の病理が浸透し、普通の生活を送る中で、精神の病理的現象のことが人々の頭に容易に浮かぶようになったとしか思われない。

こうした傾向と並んで、精神科医療の守備範囲は圧倒的に広くなった。一九八〇年初頭にはほとんどなかった精神科クリニックが街のあちこちに見られるようになったし、多くの総合病院に精神科が開設された。また、企業でも精神科医は産業医としての役割を求められ、大学の保健センターでも各大学に一人ずつくらい精神科医が必要と言われている。さらに、子どもの教育現場でも児童精神科医の関与が待たれてすでに久しい。精神科医の職域は確実に拡大している。

　精神科医療の守備範囲がこのように拡大するにあたって、その変化の原動力となったのはなんと言っても「不安」と「うつ」というふたつの「症状」であろう。幻覚とか妄想といった精神病症状が時代によって前景に現れたり背後に退いたりといった変化を示すことは少ない。それに対し、不安やうつは、それらを社会の中の何が、あるいは文化の中の何が引き受けるかということによって、精神科での扱われ方が大きな変化を受けるものである。不安にしてもうつにしても、誰もが抱え、誰もがなんらかの方法でそれを飼い馴らして生きているものであるが、それが一旦精神科医療の対象となると、人々は精神科の門をかなりの気軽さで叩くようになった。

　不安もうつも、現在の精神科医療においては、通りの良い通貨のようなものである。「不安ですか？」「はい、不安です」「憂うつですか？」「はい、憂うつです」。そんなことでいいのかという声もあちこちで聞かれるが、多くの臨床場面でこうした会話が繰り返され、それとともに相当量の薬剤が消費されているのだ。

　ここでは、不安のことはしばらく措き、まず、「うつ」について、この言葉がこの三〇年ほどの間に、精神科医療の中でどのような使われ方をしてきたかを振り返っておくことにしよう。

2 「うつ」概念の変化

精神医学における「うつ」の位置づけは大きく変化した。少なくとも一九八〇年代半ばごろまでは、「うつ」という概念は内因性と神経症性とに分けて考えられるのが普通であった。話が煩瑣《はんさ》になるので詳細には触れないが、内因性の病態とは「まだ原因のはっきりしない脳内の変化が背景となって引き起こされる精神の変容」とでも言うべき病態で、「統合失調症」とか「躁うつ病」という病名と強い結びつきをもっている。それに対して、神経症性の病態は「心因性」、つまり心的因果連関によって引き起こされる病態であって、他者がある程度了解できる現象である。ただ、普通の心的因果連関では「犬に噛まれて犬が怖い」というような連鎖が起きるのに対して、神経症においては、なぜかちょっとズレが生じ、「犬に噛まれて金魚が怖い」というような連鎖が起こることになる。だからこそ、それは一種の病態とされるのだが、それでも「ちょっとズレただけ」で、おおよそは了解される。それが「神経症性」と言われる病態の特徴である。もちろん、この「ちょっとズレただけ」には大きな意味があるのだが、その点は「葛藤のために」というようなことでなんとなく納得される。だから、「神経症性うつ」と言えば、一般にはなんらかの葛藤が原因で「憂うつ」になっている病態を指すと考えていいだろう。

一九八〇年代半ばまでは、精神科が真に扱うべきは「内因性のうつ」であり、「神経症性うつ」は精神科医療のいわば辺縁にあった。むしろ、そうした「うつ」は精神科医療よりもさまざまな文化現象が引き受けていたと言った方がいいかもしれない。しかし、世紀をまたぐころには、内因という概念自体がほとんど用いられなくなり、「内因性」「神経症性」という区分についてもあまり論じられなくなった。そして、それにともなって、昔なら「神経症性うつ」と呼ばれたであろう「うつ」が、精神科医の治療の対象として多く現れるようになった。この変化は、精神医学の側から見れば、次のような三つの要因と関連している。

ひとつは、一九七〇年代から八〇年代に一時代を築いたあの「単極性うつ病（躁を呈さずうつだけを呈するうつ病）」という概念の流布である。この概念の流布によってうつという概念が「躁うつ病」という一種の「精神病」から切り離され、正常範囲の「憂うつ」と明確に区別しにくくなった。かなり軽い憂うつまでがその中に含まれ、治療の対象となる可能性が広がったのである。

もうひとつは、一九八〇年におけるＤＳＭ－Ⅲの登場である。ＤＳＭはアメリカ精神医学会が発行する診断体系マニュアルだが、一九八〇年に出されたⅢrd edition は、それまでに比べ抜本的な改定がなされ、原因に関する分類を廃して症候を体系的に記述し、それにあてはまるか否かで診断を決める操作的診断法が採用された。そのため、この体系による診断では、原因に関する議論が極めて希薄になることになった。

三つ目の大きな要因は、薬剤の進歩である。いくつかの新しい薬剤の開発により、うつは薬剤によってかなり良くなるようになった。しかも、二〇世紀末葉に開発されたいくつかの薬剤は、内因性、神経症性を問わずある程度の効果を示す。軽度の憂うつを、薬剤で治療することの文化的、倫理的是非はともかく、これが薬剤で改善するということは厳然たる事実なのである。

これらの要因によって、今では内因性か神経症性かを論じることもなく、また、かなり軽い憂うつまでが精神科医療の対象となるようになった。しかも、その多くが薬物で治療されているのである。「神経症性うつ」が医療の対象として大きな位置を占めるようになったことは、実はかなり重要な文化的変容と言わなくてはならないのだが、薬物療法という医学的モデルの中で扱われているために、この変容の文化的意味についてあえて論じられることは、まず、ない。

3 男の不安、女のうつ

ここで、話を不安とうつという二つの症状に戻そう。不安とうつという症状は、神経症という病態との関わりにおいて、きわめて興味深い「働き」を示すことがある。

神経症（ノイローゼ）という言葉については、すこしばかり説明が必要だろう。神経症という言葉は「心因性」の病態を指すものであるが、その心的因果連関には先に述べたようなある種の「ズレ」が含まれている。また、神経症という病態は性の問題と深い関わりがあり、その発現にも特有の性差がある。精神科医の経験からすると、神経症になる場合、男は強迫神経症や恐怖症などの症状を呈することが多く、女は解離とか転換症状などいわゆるヒステリーの症状を呈することが多い。

強迫症状というのは「何々しないと気がすまない」という、誰もが心当たりのある、あのよくある症状である。「石畳は三つおきに進まないと気がすまない」、「階段は右足から上らないと気がすまない」など、誰でもひとつやふたつは経験があるだろう。もちろん女性もこの症状をもつことはあるが、比較すれば男性に多い。それに対して、心因で声が出ないとか歩けないといった転換症状は圧倒的に女性に多い。また、解離という、人格がいくつかに分かれたり、あることをしてそのことを覚えていないといった症状もやはり女性に多い。転換症状も解離症状もヒステリーという言葉と深い結びつきをもつ症状である。

強迫とヒステリーとを並べて神経症という言葉でまとめたのは、一九世紀末のフロイトである。そして、ヒステリーという言葉、神経症という言葉をその体系からはずし、これらの言葉の機能を大きく削減したのが、一九八〇年のDSM－Ⅲである。言うならば、DSM－Ⅲという診断体系が、フロイトの仕事に引導を渡したという形になる。本章では、むしろ、引導を渡されたその神経症という言葉を使って、「うつ」の機能について考えようとしているのである。

先にうつと不安が神経症という病態との関わりにおいて興味深い「働き」を示すことがあると書いた。そうしたことが起こるのは、神経症、つまり強迫やヒステリーといった病態が、ある種の動きを示そうとする時なのである。ここで「動きを示そうとする」というやや特異な表現を用いたのは、強迫症状や恐怖症状にせよヒステリーの症状にせよ、神経症の通常の症状をもった状態は、それをもつ主体にとってきわめて座りの良い状態であるために、通常、その病態はそこから容易に動くことをしないからである。例えば強迫症状をもっている場合、患者がただこの症状について訴え続けているうちはこの病態はまず動かない。これが動くのは、彼らが強迫の背後になんらかの「対人緊張」を感じ、ある不安を意識したときなのである。一方、ヒステリーの症状を呈している人も、失声など起きている事態の深刻さの割には平気でいることが多く、これもある意味で座りの良い状態である。この病態が動くのは、彼女たちがなんらかの「うつ」を自覚するときであり、それは通常自身には原因すらわからない「うつ」として現れることが多い。不安は男性に、そしてうつは女性に、神経症の症状からの脱出の動きをもたらすと考えることができるだろう(1)。

フロイトは、神経症について、近くの心因ともうひとつの出来事——多くは幼児期の出来事とされる——という二つの出来事の連鎖によって引き起こされるものと考えていた。精神分析によって神経症の治癒過程が導かれるのは、精神分析的な接近がそのもうひとつの出来事への連関を現在との関わりにおいて引き出してくるからだと考えることができる。フロイトはこのもうひとつの出来事をめぐる諸問題を「もうひとつの場所」という意味深長な言葉で概念化し、「もうひとつの場所」との連関が精神をどのように構造づけているかについて、その思索の最後期まで問い続けた。当然ながら、この「もうひとつの場所」という概念はフロイトの無意識概念と強く結びついている。

自由連想という手段を用いた神経症の精神分析過程において、不安やうつは、この「もうひとつ

(1) 本書第11章『心的因果性と精神療法——逆行する二つの時間性』の症例Aの治療経過を参照。また、神経症の治癒過程と「不安」および「うつ」との関わりについては、他稿*1において詳細に論じた。

の場所」へと連想を誘う重要な端緒となる。いわば、不安とかうつという、神経症の症状の中では辺縁に属するこれらの症状が「いま、ここ」と「もうひとつの場所」とを結び、心的因果性におけるズレと「もうひとつの場所」との関わりを俎上に載せる働きをするのである。

4　不安とうつが機能しない時

フロイトの視点からすると、神経症というあり方は正常な人の心性をも大きく規定している。フロイトが神経症と文化との構造的連関を強調したことはよく知られているが、このことは、先に挙げた「犬に噛まれて金魚が怖い」というような「ズレ」が、人の精神の正常な営みにおいても大きな力をもち、むしろそのことが、文化的現象のさまざまな構造を決定づけているとフロイトが考えていたことを示している。

おそらく、神経症の治癒過程において不安とうつが果たしている機能は、正常な人の精神においてもなんらかの形で影響をもたらしていると考えることができる。そうした視点から見ると、不安、特に対人的な不安は、男というあり方の基調に大きな影響をもたらしているように見え、一方、うつは、女性のあり方の基調のかなりの部分を決定しているように見えてくる。

しかし、この不安やうつというポジションは、決して居心地のよいポジションではない。そのため、不安やうつに対して、人は症状を形成しないまでも、何かを作り出して一種の防衛をすることになる。防衛として作られるもののうち主要なものとして、不安に対しては理想を、うつに対してはファンタジーを挙げることができるだろう。理想は場合によってはイデオロギーという形をとることもある。この防衛という側面、つまりイデオロギーとかファンタジーという側面から見ると、「不安」と「うつ」に関する男女の対比は、より明確なコントラストをなして見えるだろう。

冒頭で触れた、おおよそ平成という時代に相当する精神科医療の変化は、不安とうつという症状が精神科医療のすそ野を広げるという形で起きた変化であるが、この変化は、文化の側からは、不安やうつに対する受け皿を、文化の側が用意できなくなったことに起因しているようにも見える。この間に、文化における不安の意味もイデオロギーの意味も大きく後退し、さらにうつの意味もファンタジーの意味も後退した。もちろん、文化における変化と精神科医療の変化のいずれが先に起きたかという点は定かでない。不安やうつを薬剤によって治療するという姿勢が、あるいは文化に影響を与えたのかもしれないし、逆に文化における不安の機能の衰退、うつの機能の衰退が、これらの「症状」を精神科医療の対象としてクローズアップしたのかもしれない。いずれにせよ、文化における変化と医療現場の変容はどこかで連動している。

さらに細かく見るならば、文化におけるこれらの後退には、すこしずつタイムラグがあったように見える。おそらく、まず、文化の基調が男性主導の文化から女性主導の文化へと移行するということが起きたのだろう。つまり、まずは文化におけるイデオロギーの意味が衰退すると同時に、不安が文化の中に創造の場を得ることがなくなって、精神科医療の対象となり、しばらくはうつとファンタジーとがまだ文化の中でなんらかの役割を果たしていた。しかし、それも次第に力を失い、うつもまた精神科医療の対象として大きなものとなった。結局は不安もうつも文化の中でそれほど機能の場をもたなくなって、イデオロギーもファンタジーもその役割を後退させたのである。

不安をもちこたえる、あるいはうつをもちこたえるためには、神経症的なエネルギーが必要である。フロイトの言葉を借りれば、それはエディプス的なエネルギーと呼ぶこともできるだろう。同じように、イデオロギーを生成したり、ファンタジーを生成するのにも、エディプス的構築力が必要である。このエディプス的構築力は精神の営みの中でしばしば物語生成的な機能を果たしている。そうした機能のもとでは、男の文化、女の文化と呼ばれるようなものが文化の基調をなし、文化の諸側面を織りあげることになる。今日、このエディプス的な構築力、特に物語生成的な機能が文化の中で十分に力を発揮できないでいるように見えて仕方ない。

今日の文化現象のさまざまな傾向を見ると、文化の一側面として不安やうつをもちこたえ、それをなんらかの創造へと結びつけることよりも、もうすこし直截に神経症的症状を生きることの方が前景に出ているように見える。解離や多重人格、そしてひきこもりという、症状自体を生きるような行動の選択、あるいは性同一性障害といったエディプス的構成のネガのような現象が、文化現象と微妙な交錯をしながら、正常な生活に瀰漫的に浸透しているように見えるのである。

そう言えば、メランコリー、憂うつ、spleen、どの言葉も葛藤を孕んだ神経症の匂いがまといつき、フロイトの「もうひとつの場所」への想像力を駆り立てる。そして、これらの言葉はすぐれて近代という時代と結びついた言葉なのである。一九世紀末に世の中を覆っていた世紀末メランコリー、それはその後の二〇世紀を通じて、世界の文化の基本的な気分傾向を決定づけてきたが、今では、その憂うつが創造的力を発揮することは極めて少ない。

5　脆さは「もうひとつの場所」を指しうるか

先日、ふと手に取った雑誌で、イタリアの建築家・デザイナー・編集者、アレッサンドロ・メンディーニが「フラジリズモ fragilismo」（脆さ）という言葉に触れているのに出会った。一九八〇年代以降、多くの先進的都市空間をデザインしてきたその建築家は、今日我々が浸っているのは「脆さ」の感覚だと主張する。彼はこう語る。「人をとりまく環境は壊れやすいものだという実感がある。個人がもつ力と責任は小さいし、素朴。（…）NYテロ以来の世界情勢を見ても、もはや確固たるものなんて何もない。モラルを守るとか規律を作って判断するということだって、それぞれの属しているコミュニティにとっての善悪に沿っているだけ。みんながハッピーになれる絶対的な価値観はどこにもない」。環境の危うさ、自然の脆さ、青年の脆弱さ、倫理の崩壊、イデアの終焉、ひとつひとつはどれもよく言われることだけれど、これを「脆さ」という一言でまとめて捉えられると、その新鮮な説得力に感心する。

文化におけるこの「フラジリズモ fragilismo」（脆さ）は、おそらく先に触れた物語構成力の衰退と同根の現象なのだろう。いまは、この「脆さ」が、精神に不安とかうつとは異なる奇妙な浮遊感をもたらしているが、この浮遊感は、フロイトの「もうひとつの場所」との関連で、いったいどのような機能を果たすことになるのだろうか……。

文献

＊1　鈴木國文「ラカン学派――構造と力動」（『精神療法』臨床精神医学講座第15巻、中山書店、一九九九年所収）

第5章　「うつ」の味——精神科医療と噛みしめがいの薄れた「憂うつ」について

1　はじめに

本章では、憂うつと文化の関わり、そして医療の中のうつ病の位置づけについて、やや長い歴史も踏まえて、すこし踏み込んだ議論をしてみたいと思う。ここではまず、前章の議論を受け、最近の精神の病態変化のうち、なお触れておくべきいくつかの点に手短に触れておこう。

一九八〇年代には、境界例、つまり精神病と神経症の境界、あるいは精神病とノーマルの境界と見える病態についての議論が盛んで、活況を呈していたが、九〇年代になると、境界例という現象自体、潮が引くように消え、それに代わって解離や多重人格のような病態が目立つようになった。また、九〇年代半ば以降にはPTSDという概念とともに、パニック障害や過呼吸などの病態が前景に出てくる。他方、（日本では九〇年代半ばごろから）うつ病の病態に躁的要素が混じることが注目され、双極II型と呼ばれる、うつ病に軽い躁的な時期が混入する病態が増加する。

あたかも、境界例のうち境界性人格障害（BPD）というくくりで議論されていた病態が、解離、

ＰＴＳＤ、パニック障害、双極Ⅱ型障害などの病態へと分かれ、それぞれに収斂していったとも見える動きである。ちなみに、境界例のうち統合失調症型人格障害（ＳＰＤ）というくくりで議論されていた病態の多くは、二〇〇〇年以降、発達障害、あるいはアスペルガー障害という病態へと吸収されていったとも言えよう。つまり、一九八〇年代の境界例をめぐる議論は、その後出現するさまざまな病態の温床となっていたと見ることができるのである。

話を「うつ」に絞ろう。二一世紀に入って、うつ病は何倍にも増えたと言われている。この増加の理由として、ひとつには、内因性うつ病と神経症性うつ病概念の区別がなくなり、内因性概念が崩壊して「うつ」概念の外延が拡散したという点を挙げるべきだろう。また、ＳＳＲＩという薬剤は、いわゆる内因性うつ病だけではなく、上司に叱られて「ユーウツ」といった状態にも効くことがあるため、精神科以外の医師も簡単に処方し、うつ病という診断そのものが増えた。さらにもう一点、前章でも触れたように、文化が変容して、「うつ」を文化の方でもちこたえるということが減り、憂うつが医療化（medicalization）したという点も、うつ病の増加要因として見逃すことはできないだろう。

社会的な要因について言うなら、二〇〇〇年のいわゆる「電通過労死事件判決」（二〇一四年の電通事件の前史である）に触れないわけにはいかない。この判決によって、うつ病と長時間労働が、さらには長時間労働と自殺が結びつけられることになった。企業の責任が問われ、うつ病に対して企業の側が非常にセンシティヴになった。そして、うつ病という概念が、産業医療場面で通りのよい手形のように流通し始めたのだ。うつ病と長時間労働が単純に結びつけられることになったわけだが、しかし、ただ忙しいとうつ病になるという立論は、精神病理学的には、いささか素朴に過ぎると言わざるをえない。忙しくとも成果さえあれば、通常はうつ病にはならない。それでも、なぜか産業精神医学の場面では、忙しいとうつ病になるという立論が当然のように流布している。

2　近代とゆううつ――アセディア、メランコリー

「忙しいとうつ病になる」のか

ここで、すこし長い歴史の中に「うつ」を位置づけてみることにしよう。[*1]

「忙しさ」と「うつ病」、それとも「退屈」と「うつ病」、どちらの対がより結びつきが強いと感じるだろうか……。ラース・スヴェンセンというノルウェーの哲学者は、「退屈さ」と「うつ病」の方がより強く結びついていると考え、この点を近代の精神との関係で論じている。彼は『退屈の小さな哲学』[*2]という洒脱な一書の中で、退屈は近代の精神と結びついていて、その退屈はさらにメランコリーとも結びついていると論じている。この本では、うつという情動は、忙しさよりもむしろ退屈という気分状態と並べたとき、その機能や意義がわかってくるということが、説得力のある形で論じられている。

以下は、後に「倫理」の話と繋げるために触れておくのだが、十戒の中に、安息日の聖別という

戒律、六日間働いて七日目は何もしないという戒律がある。この戒律がなぜ十戒の中にあるのかという点は、翻って考えると謎である。十戒の神が極めて残酷な神であることを思えば、疲れるとまずいと考えて、この戒律を入れたなどということはありそうにない。忙しさに対する空白をある種の「倫理性」として定める、これは、あるいはあの偶像崇拝の禁止と共通の背景をもつ倫理性だったのではないか[1]……。ラカンは、『精神分析の倫理』[*3]の中で「穴の記号の導入」ということを言い、ひとつの欠如の導入を倫理性と結びつけているが、そのくだりでこの安息日の聖別のことに、まるで謎かけのように触れている。

スヴェンセンによると、退屈という概念は近代になってはじめて出現したものだという。つまり、近代以前はそんなものはなかった、と。神から自由な時間を取り戻して初めて、退屈という概念は生まれる。そう論じたうえで、スヴェンセンは、それまでに、似たようなものがあったとしたら、それは「アセディア」という概念だろうと書く。アセディアとは四世紀ごろに修道僧の間で特別の意味をもって流布した言葉で、修行中にある種の懐疑にとらわれ、修行に一切の意味を見いだせなくなる気分状態を指すものであった。それは、強い落ち込みであると同時に、罪悪としてとらえられる状態でもある。要するに、修行ができなくなる状態、ずっと懸命にやってきた人が急に無意味さに捉えられ、ガクっとくる状態なのである。これが近代になってメランコリーへと繋がってくるのではないかと、スヴェンセンは推論するのだ。

もう一人、フォルトムという人が『修道僧のアセディアから不安・うつへ——悪徳から病理への変転に関する哲学的史論』[*4]という本を書いている。彼は、その中でアセディアという概念の倫理的側面を強調している。アセディアは長い歴史の中で「うつ」と「不安」という医学的な概念へと次第に変化していったと推論し、また、アセディアは、メランコリーとして医学化される一方で、伏流水として地下を流れて一八世紀のある時期に「ロマン派的な憂うつ」として再び文化の表舞台に出たのではないかと書く。熱中の状態からフッと離れて落ち込む、そうした心性としてのアセディアが、ロマン派的な憂うつとなって文化の中にひとつの花を咲かせたと見ているのだ。

3 メランコリーと倫理

では、このアセディアがもっていた倫理的な含みは、メランコリーにおいてはどうなったのか。テレンバッハは『メランコリー』[*5]の中で、「罪責はレマネンツの正面像だ」と書いている。医学におけるメランコリー概念が、その中心症状として罪責感を置いていることは確かだ。テレンバッハは、フロイトの『悲哀とメランコリー』[*6]の中の「メランコリーにおいて良心は《それ自体で独立に病むことのある》審判官である」という文章を引いて、罪責感をメランコリーの中心に据えてい

(1) 本書第12章「精神分析と科学」の「3 フロイトによる宗教の系統発生」および、「4 エディプスの解消と超自我の発生」を参照。そこで、偶像崇拝の禁止と超自我の発生との関係に触れている。

る。フロイトはこの審判官について「メランコリー患者は自我の一部がほかの部分と対立し、それを批判的に評価し、いわば対象とみなしている」と書いているが、この「審判官」こそ、後にフロイト思想の中で「超自我」となっていくものである。その審判官という言葉を、テレンバッハはフロイトからわざわざ引き、罪責感をメランコリーの中心に置いているのである。

メランコリーの中心に置かれる罪責感、考えてみれば、どうして人間はいわゆる快や不快だけでなく、罪責感などという厄介な情動を抱くようになったのか。この点はとても不思議である。罪責感などもったから、例えば踏み絵を踏めないから殺されるというような生物個体としては起きない方がよいことが起きてしまうのだから、そんな情動など生物としてはない方がよい。ない方がよいはずの情動を人間が脳内に生起させているのは、不思議な事態である。

なぜこうしたことが起きているのか。これは、おそらくフロイトが『快原則の彼岸』[*7]で論じていることと強い関連のある問いである。なぜ人間の精神は、快感原則を踏み越えてしまったのか、そして越えてしまったところに何があるのか。おそらく、倫理的次元というものは、いわゆる快や不快ではなく、不安とか憂うつという形、つまり罪責感という形をとってしか人間の脳の中で機能しえない。だから、不安とか憂うつは、情動の中でも特別に倫理と強く結びついた、生物学的な因果性とは次元を異にする情動と考えておくべきなのだろう。

不安、憂うつ、こうした情動は、おそらく人間が人間存在になったときからあるものであろう。ただ、不安とか憂うつを文化の中心にもってくるような時代が、歴史上のある時点から始まったと見ることができる。先のスヴェンセンは『退屈の小さな哲学』[*2]の中でこう書いている。「カントは、ごく普通の人間は、欲求とそれを満足させることだけで生きているのに対し、教養ある人間は常に新しい喜びを追求するあまり退屈に追いやられる、と考え、（…）キルケゴールは、退屈の感情は洗練された人間を構成する要素と考えていた」。不安とか憂うつが退屈という形になって現れた時期と、憂うつが文化の前面に出た時期とは重なっていると言うのである。

4　メランコリー親和型とメランコリー

テレンバッハのメランコリーの話に戻ろう。私は、この論考を、近代的なうつ病理論の典型と考えている。

メランコリー親和型とは、秩序を尊重し、几帳面で、役割同一性が強く、他者配慮ができ、ともかく負い目を避け、特に道徳的な過失を避けて進む、そういうあり方を言う。そしてある時点で、一つの断裂があって、メランコリー親和型的あり方がメランコリーになる。つまり、あるときまでは秩序を愛し、几帳面で、他者配慮ができて、有能な人間として、あるイデアをもちつつ生きてきた人が、ある断裂を経て、メランコリーの病理へと落ち込むのだ。一旦落ちてしまうと、もう何も避けられない。すでに時は遅く、存在はすでに十分に罪深く、何に配慮しても追いつけない。そして、どうしようもない罪責感に苦しむ。メランコリー親和型とメランコリーは、いわばある反転の関係にあるのである。

この反転と似たものとして、ロマン派的高揚と退屈の反転という構図を文化史の中に見いだすことができる。つまり、ロマン派的に高揚していることと、それが急につまらないものに思えてくる退屈さ、そういう反転を、メランコリー親和型とメランコリーの反転の傍らに見いだすことができるのだ。この反転の考え方は、ちょうど発酵と腐敗の関係に似ている。人間にとって役に立つなら発酵、害になるなら腐敗、同じ過程のことを別様に言っているのである。つまり、メランコリー親和型とメランコリーの反転も、ロマン派的高揚と退屈の反転も、いずれも発酵と腐敗のように、実は同じ過程の出現の仕方の違いなのである。存在のあり方としては同じものが、精神への現れという点では反転しているのだ。ここでは、これらの反転のセットを、「近代（modern）セット」と呼んでおこう。

ただし、ロマン派的な高揚とメランコリー親和型は、当然ながら全く異なる面ももっている。ロマン派的高揚は、それこそワクワクする状態であるが、メランコリー親和型は、絶対退屈しないように働き続ける、およそワクワクとは遠いあり方である。ロマン派的高揚と退屈という対が青年的だとすれば、メランコリー親和型は非常にオジサン的で、青年にとってはぞっとするほど退屈なあり方である。「常に変わらず思慮深く同じでいろ」などというあり方は、青年にとってはおよそ退屈である。ロマン派的な青年がメランコリー親和型として成熟するというひとつの形が、近代的な成熟の一典型としてあったと言ってもいいのかもしれない。

5　新しい「うつ」？

以前は、うつ病や躁うつ病などの病態は「affective disorder」（感情障害）と呼ばれていたが、ある時期から「mood disorder」（気分障害）と呼ばれるようになった。ＤＳＭ－ⅢからＤＳＭ－Ⅳに替わる時点（一九九四年）で名称が変えられたのだ。そして、どうもmood disorderと呼ばれるようになったころから、うつの病態から罪責感が薄れてきたように思われる。「リストカット」が「リスカ」と呼ばれ、「over doze」（過量服薬）が「Ｏ．Ｄ．」という略語でインターネット上で喧伝され、若い人が半ばファッションのように平気で「リスカ」をするようになったのも、この時期である。そして、同じころから、伝統墨守的・他者配慮的な病前のあり方が目立たなくなり、いわゆるメランコリー親和型でメランコリーに陥るということ自体が少なくなった。

それまでとはいささか異なる「うつ」の形が現れ始めたのだ。違いとしては、以下の三つの特徴が挙げられよう。上で触れた罪責感の後退、そして軽い躁の混入、社会からの退却傾向（ひきこもり的要素）、これら三つである。そして、この三つの特徴のひとつ、あるいはいくつかをもった「うつ」が、現れるようになったのだ。

例えば、うつ病で休職中に海外旅行に行く、休みながら会社のバーベキューの会には出てくる、休職中に株式投資にはまる、休職中に結婚して上司に招待状を送り上司を驚かせるなど、うつとしてはちょっと変わった一群が見られるようになった。罪責感がいかにも薄いのだ。一九九〇年代のことである。

同じころ、うつ病相に前後する軽い躁病相が注目されるようになっている。いわゆる双極II型の議論である。うつという病態に、若干の波が含まれていると見る議論だが、この視点を通して見ると、メランコリー親和型とメランコリーも、一種の「波」と見ることができるのかもしれない。メランコリー親和型でせっせと働いている姿は、軽躁と見えなくもないのだ。気分障害の病理には、本来的に「波」が関与していると考えるべきなのかもしれない。

また、うつに、さまざまな程度の退却傾向、「ひきこもり」的要素が混入するようになったのは、それよりすこし早い時期だったのではないか。「うつ」の診断書で、会社を休み続けるといった、社会との関節が脱臼しているかのような様相を呈するケースである。メランコリー親和型における社会との強い結びつきに比べると、大きな相違である。

これとの関連で触れるなら、日本で「ひきこもり」現象そのものが最初に注目されたのは一九九〇年ごろである。そして、二〇〇〇年から二〇〇五年ごろ以降、ヨーロッパのいくつかの国でも「ひきこもり」についての議論が活発になっている。

メランコリー親和型も退屈することの不能だが、「ひきこもり」も、「どうしてあのような生活を続けられるのか」と思わせるほどに同じ生活を続けながら、ある意味で退屈しない現象である。しかし、このふたつは、労働するために退屈できないことと、安息日ばかりなのに退屈しないことという、いわばポジ・ネガの関係にあり、当然ながら、退屈できなさの質は大きく異なる。

メランコリー親和型とメランコリーの反転、ロマン派的高揚と退屈の反転、先に、反転の「近代(modern)セット」と呼んだあり方が、「うつ」現象から、そして「うつ」の周囲から、次第に消えていったのである。

6 現代のエディプスは「うざい」と言うか？——文化の変容

私は、日本では、政治、文化の点で一九九〇年くらいにかなり大きな屈曲点があり、そしてさらに、二〇〇〇年にもう一度、屈曲点があったと考えている。

一九九〇年ごろに何があったか。バブルの崩壊が九一年、ＩＴ産業の急激な成長は九五年くらいからである。九五年にポケベルが高校生に爆発的に売れ、翌九六年には早くも廃れている。ちょうどそのころから二〇〇〇年の間に、インターネットが急速に普及する。そうした動きがある一方で、同時期、ドイツの東西統一（八九年）やイラクのクウェート侵攻（九〇年）があって、ソ連が崩壊して第一次湾岸戦争（九一年）が起こっている。

倫理観との関連で触れておくなら、日本ではこの時期、いくつか目立つ犯罪があった。オウム真理教事件が九五年、九七年には神戸の少年Ａによる連続児童殺傷事件が起きる。そして、同年に「ひきこもっていた」青年が一緒に暮らしていた母親に灯油をかけてライターで火をつけるという事件が起きている。

さらに奇妙なのは二〇〇〇年である。この年には非常にたくさんの変わった事件があった。まず四月に、一六歳の高校生が教師から授業態度を注意されたことに逆上して、殺害しようと出刃包丁で腕を刺す。この少年は「人の肉を食べたくて、機会をうかがっていた」と自供している。五月一日には一七歳の少年が「人を殺す経験をしたかった」という理由で、面識のない人の家に突然侵入して主婦を殺すという事件があった。その二日後には西鉄のバスジャック事件。さらにその後、高校三年の少年が部活動の部員をバットで殴り、殺してしまったと誤解し、迷惑をかけたくないという理由で母親を殴って殺し、自転車で一〇〇〇キロを逃走したという事件が起こる。さらに八月には、一五歳の少年が近所の一家六人を殺し、「覗きがばれるのが恐かった」と供述している。こうした動機のわかりにくい事件が、二〇〇〇年に立て続けに起こっているのだ。

そして、これらのいくつかは、結果的に、広汎性発達障害が引き起こした犯罪と判断されるようになるのだが、発生当時は広汎性発達障害という概念は精神科医の間でもあまり知られていなかった。少年Aは違う診断がなされている……。いずれにせよこの時期、そういった、通常の倫理観を大きく超えてしまったところで起こる犯罪が目立ったのである。

文化における変容という点では、先に書いた「ロマン派的な高揚」と「退屈」の対がいままでのように機能しなくなったという点に注目する必要があるだろう。「ロマン派的高揚」と「退屈」という一対の心性は、文化のいくつかのシーンで――一時期よく使われた言葉で言えば――「萌え」と「うざい」という一対の心性に、次第に置き換わっていったように思われるのだ。では、「ロマン派的高揚」と「退屈」という一対と、「萌え」と「うざい」という対は、いったいどのように違うのだろう。

「萌え」というのは、まとまったストーリーをもつものではなく、いわば偶像の破片のようなものを見てときどきときめく、といった感覚である。それは、アイドルやアニメキャラクターに向けられた虚構的、離散的な欲望である。しかも、特定のコスチュームや目の形や「猫耳」といったものに対して非常に断片的に欲望をもつわけだから、ドラマ的展開はもちえない。ロマン派的高揚は、チューインガムのように長く噛みしめることのできるものであったが、「萌え」にはそういう持続性はなく、非常に離散的である。そして、「うざい」は、端から勤勉や伝統のようなものから遠のいておきながら、ときどきその破片を見せられると「ヤダナ」と感じるといった心性である。フッと目の前に社会の断片を出されたり、規範のようなもの言いをされると、「うざいな」となってしまう。言ってみれば、日曜日の後のブルー・マンデー的心性が唐突に現れ、それが汎化しているようなものだ。このあたりは偶像崇拝の禁止や安息日との関連で、いささか考えさせるところである。六日間勤勉に働いて一日安息日があるのではなく、ただ、安息日の翌日のブルー・マンデーが汎化し、「ヤダナ」と思う感覚、「うざい」とはそのよう感覚なのだろうか……。先に書いたように、偶像崇拝の禁止と安息日の聖別は、倫理的な次元の出現と強い関係をもつものであるのだが、ある意味で倫理が機能しなくなるモーメントとともに、「萌え」とか「うざい」という感情が蔓延しているのである。とすれば、さまざまな行為における動機というものも、欲望があまりに離散的になったために、次第に把握しにくくなっていると捉えられなくもない。

7　文化の変容と精神科医療

ここで、以上の議論と精神科医療との関係に話を移そう。

私は、治療者の側も相当に変化してきていると、さまざまな場面で実感している。以前は精神科医になる人は、神経症的緊張や神経症的葛藤に親和性があって、神経症的な不安や葛藤に敏感な人が多かったのだが、最近は必ずしもそうではない。従来の精神科医療には一つの治療文化があり、それは言うなれば「神経症文化」のようなもので——その奥座敷には「統合失調症文化」というものもあって、相当なスキゾイドの人も精神科医になっていたのだが——多くの神経症的な人が精神科医になって、そういう治療文化を支えていた。そういう時代には多くの精神科医が精神分析の理論に強い関心を示した。

ここで「治療文化」という言葉を使うのは、それほど意識することなく共通にもっているある種の心性について取り上げたいからであり、また、精神科医療の中で起きている変化の一部は、科学としての認識論の変化ではないという点を強調したいからである。ＤＳＭ‐Ⅲが出たためにこうした変化が現れたとよく言われるが、むしろＤＳＭを歓迎する文化が精神科医療の側にすでにあった、あるいは、ＤＳＭ的なものの考え方への文化的な変容が社会全体の中にすでにあったから、ＤＳＭ

が出てきたのだと、私は考えている。ＤＳＭの出現は結果にすぎないと思うのだ。精神科臨床における「神経症文化」の急速な後退は、文化場面における神経症的心性への関心の薄れ、つまり文化の側での神経症的な心性への関心の枯渇と連動して起きている。

では、新たな治療文化があるとすれば、それはいったいどういうものなのか。私は、今日の精神科医療には、「広汎性発達障害文化」とでも言うべきものがあるのではないかと考えている。

広汎性発達障害という概念は、二〇〇〇年以降、成人を診る精神科医の間に急速に浸透したのであるが、この急速な浸透のきっかけとして精神医学の中になんらかの新たな発見や、変革があったわけではない。昔からあった概念が見直され、そういう病態があるぞと言われただけなのである。だから、これは決して科学における進展と言ったものではなく、むしろ文化的な変化と言うべきものなのだ。それは、例えば「ＫＹ」という言葉が流行したり、「オタク文化」が広がったり、「ひきこもり」が広がったこととも関係があって、そうした現象と、若い精神科医がいま身につけつつある治療文化とはどこか連動していると、私は考えている。そして、それは「神経症文化」衰退の裏面なのではないかとも思う。そう考えると、ＤＳＭのような診断マニュアルの普及もあるいはそうした文化の一端ではないかと思えてくるのだ。

新たな治療文化の例をひとつ挙げておこう。ある国立大学が学生支援のプログラムとして二〇〇七年以降実施してきた試みである。これは当初、文科省から「ＧＰ（Good Practice）」の予算枠を得て始められた。常勤専従のオーガナイザー三人を置く形で、まず数々の「馬鹿馬鹿しい」

会が組織された。コレクション自慢の会、海岸生物を見る会、街の中で化石を探す会、キャンパス・バードウォッチングの会、砂金をとりに行く会などなどである……。コレクション自慢の会では、フィギュア自慢の会、美男子写真コレクション自慢の会など、実に無意味な会がいくつも開かれた。こうしたかなり馬鹿馬鹿しい会を数多くやって、学生を集めたのである。そして、これに、大学から足が遠のいていた学生も参加するようになった。

こうした会の一部は、大学のいわば奥座敷、企業と産業上の連携を図るビルの只中の会議室で開催された。ある意味で大学が社会と繋がる中心部のような場である。そこで、恥ずかしいと思うほど馬鹿馬鹿しいことを話す。そして、皆でただ「おもしろいね」と言い合って帰る、それだけなのだ。ただ、そこには、原則として競争がなく、意味もなく、さらには学問的な指摘もない。そうした仕掛けの中で、例えば、自分のコレクションの自慢をするといった奇妙な出来事が起こるのである。

そういう場を作ったところ、大学から足が遠のいていた人が顔を出す。大学に来るし、しかも集団で話す。なぜ、そうした変化が起きたのか。自身の馬鹿馬鹿しい欲望に他人の目が入る、そして、それがある種の承認を受ける、それだけで、止まっていた欲望の連鎖にある種の動きが現れるようになるのだ。コレクション自慢の会でも、自分だけでやっている間は、ただきりなく集めているだけで、ちょっと恥ずかしいし、親にも笑われる。しかし、会にもってきて人前に出すと、すこし色褪せはするが、何かに承認される。「それって僕のこれとこう関わりがある」などと言われたりする。

そのとき、ある種の社会性のようなものがそこに宿る。いままでただ集めていたものが、社会的なものとどう繋がっているかといったあり方に、構造的に変えられてしまう。このことが、欲望を新たに動かすために、思いのほか機能するのである。それこそ、このGPの活動で気づかれたことである。

大学から離れていた学生をも呼び込んだ契機として、この試みでは、インターネット上に独自のSNSが作られ、大学に来られない人もこれらの活動に外からアクセスすることができるシステムが用意されていたことも重要であろう。

この試みを考えたのが、やはり若い世代の何人かの治療者だった。ふと、こういうことに気がつくのである。こうした試みが果たして新たな処方箋になりうるのかどうか、定かではない。しかし、新たな「治療文化」のひとつとは言えるだろう。

8　社会との繋がりと倫理——共同体の果てと青年期

「うつ」はいま主体と社会との繋がりが見えにくくなっている中で生じている。いわば、社会との関節の脱臼という現象に見舞われているのだ。社会との繋がりということが、現在の精神の病態を考える上で重要な要因になっている。だとすれば、社会と繋がるとはどういうことかという点についていて改めて考えることで、「倫理」という問題の新たな地平も、あるいは議論の射程に入ってくるのかもしれない(2)。

私は「倫理」という言葉を、共同体を超えた「社会」に主体がどう繋がるか、その関節のようなものを指す言葉として使っている。うつという心性、不安という心性は、まさにこの倫理的次元と関わっている。

共同体が家族や隣人など、見える範囲の他者から成るものだとすれば、それを超えたものが社会である。近代ヨーロッパという原理は、おそらくこうした社会概念によって支えられてきた。もちろん、古い日本にも「世間」など、社会概念に近いものはあったと考えられるが、ヨーロッパでは、大人になるとき、人はまさに社会に「デビュー」する。共同体のもう一つ上の繋がり、隣の人に迷惑をかけない規則というではなく、社会を支えるある原理的なもの、そういうものの中にデビューして、大人になる。ここに言う「倫理」的次元が一人ひとりの個人に課せられた時代、それが近代という時代だと考えることもできるだろう。そして、そういう「倫理」が、いままさにうまく機能しなくなってきているのだ。

思春期から青年期への移行を通して、通常、人はどのようにして社会へと入っていくのか。共同体の延長としての社会の縁、「ここからは外」という境界の向こう側を垣間見ることによって、その結果、社会の中に入ることができるのだと、私は考えている。幼児期から子ども時代、子ども時代から思春期、そして青年期と、その人の住む共同体は次第に広くなっていく。ただ、思春期にはその広さの底が抜けてしまったような状況があって、共同体の縁の彼方へと開かれる。目前の他者からだんだん遠い〈他者〉と交流するようになって、思春期の主体は、この時期一種の無限遠のような相手、人類一般とか、異性一般と交流することを強いられる。だからこそ、この時期、人は、例えば数学に夢中になったり、サッカーの練習を死ぬほどやったり、バイクに夢中になったり、死を賭して山に登ったり、いろいろな意味で共同体的なものとは次元を異にする事柄と立ち向かう。そうすることで、共同体を超えた次元の何かに触れ、その後に、青年期から成人期にかけて、職業に就いたり、結婚をしたり、いわば社会的な顔を作り、自分の生きる世界を限定していく。ある一定の役割を引き受けることにより、社会的な鎧を着るわけである。そんなふうにして社会と切り結ぶ術を身につける。少なくともある時代まで、人はそのようなステップを踏んで社会へと入ることができていたのである。

しかし、いまは一見共同体に見えるものがどこまでも延びてくる。グローバリズムのような形で、共同体の延長として世界がつかめるかのような形になってしまって、どこまで行っても外に出ることができない。共同体の果て、ボーダーを実感しにくいのである。だからこそ、暴走族になることすら流行らない。そして、共同体の外に出ることを諦める。そのくせ、かえって、共同体から出るつもりもなく生活していながら、大麻を吸って捕まって万事休す、といったことが起こる。ギリギリ、ボーダーを意識しながら大麻を吸うわけではないのだ。どこまで行っても共同体の中に入って

（2）本書第10章「精神の病理、責任の主体——社会の変容と病態の変化を踏まえて」における議論を参照。

いるつもりなのが、急に外に出されてしまう。

私は、「ひきこもり」の人が新たな次元の社会に入らないでいるのは、社会を避けているとか恐怖しているとか、拒絶しているというよりも、むしろ、なんとかして「外部」を経験しようと——無意識的にせよ——試みているからかもしれないと考えることがある。昔だったら、共同体には果てがあって、その向こうとは特別な仕方でしか交信のしようがないものだった。だから、青年は一生懸命に哲学やったり、詩を書いたりということをしていたのだが、いまでは、そういうことをやってみたところで外を実感することは難しい。それで、ひきこもる。内に逃げるような形で、内に逃げて外へ出るといったパラドクシカルな構造に入り込む……。そうでもしなければ、いわゆる社会的次元を実感できないのだ。

これは、反抗とは似て非なるものである。青年はみな一回外を見ないと社会の中に入れないのだが、容易に外を見ることができない。だからいつまで経っても、内と外の問題でグジャグジャとしてしまう。二〇〇〇年代半ばごろまで、ヨーロッパでひきこもり現象があまり現れなかったのは、ヨーロッパの内と外という原理が例えば「移民は内か外か」というような移民問題の形で、常に問題になっていたからではないかとも思われる。いわば、ヨーロッパの内と外という原理がまだ機能していた。フランスでは、サルコジ大統領が「移民も内だ。力ある者はいつでも内部に入ることができる。要は競争だ」と語り、アメリカ式の競争をもち込んだころ（二〇〇七年）から、ひきこもり現象が格段に増加したようにも見えるのだ。ヨーロッパの内と外の原理が明確にあるうちは「外か内か」という闘いの形で、郊外で車を燃やすといった事態が起きていたのである。

いま、とりわけ「倫理」という言葉が非常に使いにくくなっている。「倫理」という概念自体がうまく機能していない。例えば医学部では、「倫理委員会」がすべての研究をコントロールしているのだが、この委員会では「インフォームド・コンセント」とか「個人情報の管理」とか「著作権に問題はないか」とか、そういうことについてのチェックばかりが膨大になり、話し合えば話し合うほど錯綜して厳密になっていく。しかし、そうしたことの集積がほんとうに倫理的次元へと至るのかといえば、これはかなり疑問である。一つひとつはあまりに離散的で、倫理として機能しない。人間が社会と繋がるとはいったいどういうことか、それを実感できるような「倫理」概念がいまではほとんど見いだせないのだ。

こうしたことと、現在の「うつ」の変容、さらには「ひきこもり」の蔓延という事態は密接に関係していると考えられる。また、広汎性発達障害に対する注目、あるいは広汎性発達障害的な文化の出現とも密接に関係していると考えられる。この事態に対する処方箋は、いまのところ明確に把握されてはいない。ただ、精神障害の病態変化という問題と、社会のフラジリズモ（脆弱性）やプレカリテ（不安定性）という問題との間には、非常に強い関わりがあると考えなければならないだろう。

恒常性をもつ社会は固く、個人に制約を課してくる。そうした社会では、「憂うつ」はずいぶんと噛みしめがいのあるものだった。自由と競争の社会は、外部と内部の境界があいまいで、しかも一見したところ均質、軟らかいものである。そこでは、「発展」と「スピード」という以外、方向性を見いだすことができない。どちらに進めばよいのかさえよく見えないのだ。おそらくプレカリテとはそういうことでもある。そうした社会では、「憂うつ」はいったいどのような味がするのだろう。この社会における「倫理」という問題を組上に載せない限り、今日の「うつ」の本質は見えてこないのではないかと思っている。

文献

＊1　鈴木國文「「憂うつ」の機能と病理」（木村敏、坂部恵監修『身体・気分・心――臨床哲学の諸相』河合文化教育研究所、二〇〇六年所収）

＊2　Svendsen L.: *Kjedsomherens filosofi*, Universitetsforlaget, Oslo, 1999.（ラース・スヴェンセン著、鳥取絹子訳『退屈の小さな哲学』集英社新書、二〇〇五年）

＊3　Lacan J.: *L'Ethique de la psychanalyse, le séminaire livre VII*, Seuil, Paris, 1986.（小出浩之、鈴木國文、保科正章、菅原誠一訳『精神分析の倫理』上・下、岩波書店、二〇〇二年）

＊4　Fortomme B.: *De l'acédie monastique à l'anxio-dépression- Histoire philosophique de la transformation d'un vice en pathologie, collection les empêsheurs de penser en rond*, institute d'édition Sanofi-Synthélabo, Paris, 2000.

＊5　Tellenbach H. : *Melancholie -Problemgeschichite Endogenität Typologie Pathogenese Klinik*, Springer Verlag, Berlin/Heiderberg, 1961, 1974, 1976.（木村敏訳『メランコリー』みすず書房、一九七八年）

＊6　Freud S. : Trauer und Melancholie, 1917, *G.W.X* 427-446.（井村恒郎訳「悲哀とメランコリー」『フロイト著作集6』人文書院、一九七〇年）

＊7　Freud S. : Jenzeit des Lustprinzips, 1920, *G.W.XIII* 1-69.（須藤訓任訳「快原則の彼岸」『フロイト全集17』岩波書店、二〇〇六年）

第6章 「多動」の時代 ——アナタの何を信じ、何を愛すればいいのか

1 時代が見せる切断面

時代は、いま、昔のように、トレンドとかブームという顔をしてやってこない。すこしずつズレながら隙間を開くように、いわば新たな切断面を見せて、移りゆく。その隙間に嵌まり込んだときに、むしろそこに活路を見いだすことが、いま求められているのかもしれない。そう、どんな職に換わっても、どんな社会に変わっても、それに適応していく能力こそが、いまは求められているのだろう。いま、若い人が社会に出るまでに身につけておくべきは、変容する社会に自在に添うしなやかさ、なのだという。[*1] それは、なにも社会というほど大枠の場面に限ったことではない。「アイツには、いま、きっとこのことが必要だから、ボクはいま、このキャラでいく」。友達だって、恋人だって、適当な距離感でうまく添ってくれるアナタの変転を求めている。いくつかのSNS上にいくつかのキャラをもち、場を移動するたびに痕跡を残す。そうした空間では、人生をもち込むような書き込みは、どこか浮いてしまう。受け手にとって快なのは、その書き込みが書き手の人生か

ら適当に切れていることなのだ。

ここ十数年、働くことへの姿勢も大きく変わった。いずれも、インターネットがもたらした変容に関連している。不特定多数を相手に単発仕事の機会を巧みに得る「gig economy」、主要な職以外に別のキャリアを積む「parallel career」、ハッカーの情報操作のように仕事の質を変容させる「life-hack」。そうした変化と同期して、働く場のスタイルも変わった。地方遠隔地にオフィス拠点を置く「remote office」、ひとりでいくつかの拠点をもつ「multi-base」、異業種の出会いに新たな可能性を探る「co-working place」。いずれも、いくつかの顔を前提とし、随分と動くことを要求する。ある意味で、「多動」が称揚されているのだ。それにしても、これらの言葉、立ち込めるアメリカの匂いがすこし濃すぎはしないか。

まあ、それはいい。アナタの手元のデバイスは、いまや世界中の人の掌のデバイスとつながっているのだから、切り取り方ひとつで、さまざまな機会がアナタを待っている。だから、動け、その場を離れろ、そのうえで繋がれ、無限の可能性の中を、自在に……。

2　受動的か、能動的か

でも、と思う。これらの言葉、これらの働き方が現れた、その誕生の場面のことを考えてみよう。インターネット空間を前に、あれこれと模索していた誰かが、しかも、おそらくはかなり有能で、運もいい誰かが、インターネットを積極的に利用する方法を見いだし、ある日、それに名前をつける。そして、その名づけとともに、その概念は社会に浸透し、社会のあり方を変える。

　変化を能動的に作る人、あるいは、生じ始めた変化に鋭敏に添いそれを能動的につかむ人、その一方で、社会の変化を受動的に被る人。多様に変容する社会では、変化を巧みに作り出す人と、その変化をただ被る人とがいる。こんなことは当たり前であるが、しかし、実は、けっこうシビアな現実である。考えてみよう、自分はそのいずれなのか。そして自分が信ずべきは、あるいは自分が愛すべきは、いったいいずれの人なのか……。多くの人は能動的な方がいいと思い、自分もそうありたいと望むだろう。しかし、実のところ、まず、すべての人が、大部分受動的で、ほんの、ほんのちょっとだけ能動的であるにすぎないのだ。違いは、おそらく、圧倒的に受動的な状況を引き受け、ちょっとした能動性をてこに、自分が社会を動かしているという顔をしてみせることができるか否かに、ある。

　先ほど、アメリカの匂いに少々こだわったのは、アメリカの中の一部の人こそが、いま、能動性をてこに社会を動かすのに好都合な場面に置かれているように思われるからだ。社会を変容させる概念の多くがアメリカから発せられる。そして、世界中の多くの人が、その社会変容を被りながら、すこしでも能動的にそれに対応しようと、必死になってついていく。どうも、世界全体がそんな形で動いているようにみえるのだ。

精神の病理と社会との関係に目を転じてみよう。

3　解離（dissociation）と多動（hyperactivity）

ダニエル・キイスの『24人のビリー・ミリガン』[*2]が出版されたのは一九八二年。これは一九七七年にアメリカのオハイオ州で連続強盗事件の容疑者として逮捕された二三歳の青年に関するノンフィクションである。逮捕されたビリー・ミリガンは自分がやったのではないと主張、捜査の過程で、彼の中に一〇人の人格が形成されていることが判明し、治療の過程でさらに一三人の人格と一人の「教師」の存在が確認される。この事件を契機に「解離」に対する関心が高まり、その後、アメリカの精神医学場面では、解離に関するケース報告の数が増えていった。

日本で『24人のビリー・ミリガン』が翻訳されたのは一九九二年、この本は日本でも一〇〇万部を超えるベストセラーとなった。日本で解離現象が注目されるようになったのは一九八〇年代の半ば以降だったと思う。日本で、解離の患者数が実際に増加したのはアメリカより一〇年ほど遅かったのではないか。一九九〇年代には、日本でも、全生活史健忘や多重人格の症例報告がいくつかたて続けに報告されている。「キレる」という言葉が流行したのは一九九〇年代初期、「若者がキレやすくなった」と言われ、一種の社会問題として扱われた。

そして、このころ、解離をめぐる病態の増加は、多様なキャラを使い分ける若い人の生き方と結びつけて論じられることがあった。つまり、「彼氏の前のキャラ」「親の前のキャラ」「バイトのキャラ」「ゼミのキャラ」などを巧みに使い分ける若い人の生き方と結びつけられ、解離は、その時代の特性を具現しているとまで言われた。

しかし、解離は元来、言うまでもなく病理現象である。一九世紀の終わり、ジャネは驚くような解離のケースを数多く記述している。[*3] フロイトが二〇世紀初頭に、神経症の概念に、さらには無意識の概念に思い至ったのも、この病態とのやり取りからだった。フロイトはこうした病態を治そうとして、無意識という領域に行きついたのだ。そして、二〇世紀の終わり、社会は、この解離という現象にどこか能動的な意味、適応的な意味を見ようとした。それはちょうど、近代の終わりということが言われ、フロイトが行きついた無意識という概念が、精神医学のさまざまなシーンから姿を消そうとしていた時期にあたる。それはまた、精神医学が、わかりやすい正常心理学に依拠して語られるようになる、その始まりのころだった。

そしていま、時代は「多動」だという。動きすぎることが適応的に働く場面があるからだ。過剰なほどに動いてみよう、注意を一点に集中することなく、ひたすら動いてみよう、そうすれば、何かが開かれるかもしれない、と……。しかし、そうだろうか。多動もまた元来、紛れもなく病理現象である。落ち着きのない子どもは、教室で動き回り、高いところに登り、言わなくてもいいことを言い、カバンの中はグチャグチャだ。叱られても、なだめられても、彼にはそれがやめられない。だから、精神医学はそうした子を治療しようとして、脳機能を調べ、薬効について探求してきたのだ。

しかし、もし、注意を一か所に集中させないこのあり方になんらかの積極的意味があるとしたら……、あるいは、社会の変化そのものが、このあり方を生みだしているとしたら……、どうだろう。もし、多動が「こまった子ども」の出来事ではなく、適応的な大人の生き方へと反転するということがあるのだとすれば、病理を被った子どもから、適応的に動きすぎる大人へのこの反転は、いったいどのようにして可能なのか。

4　無自覚か、自覚的か

よく見てみると、確かにいるのだ。子どものときに多動だったデキル人というのが、世のさまざまな場面に、かなりの数で、活躍しているのだ。そして、どうもその人たちは、子どもから大人になるどこかの時点で、自分が多動であることに気づくという経験をもっている。自分は多動だ、静かにしているよりも、動き回っている方がずっと気持ちがいい……。そして、彼は、咎められずに多動のままで生きる生き方がないかと、考え始める。その時から彼は、彼なりの秩序、自身の動きへのけん制を工夫する。そして、多動と秩序という、過酷な矛盾を抱え込むことに多大のエネルギーを費やしながら、その生を送り始める。どう動けばいいのかを絶えず考え、ひとつのスタイルへと作り上げるのだ。ここで重要なのは、受動的か能動的かということではなく、むしろ、無自覚のままか、自覚的かという差異である。確かに、彼は多動という事態を被っている。そのことはあくまで受動的だ。しかし、ここで彼はその事態に自覚的に関わり始める。重要な差は、被っている事態を自覚的に飲み込めるか、否か、という点にこそあるのだ。

解離についても、ひょっとすると、それは同じなのかもしれない。受動的か能動的かということよりも、それについて無自覚のままか、自覚的かという差異の方が、問題の本質に近いのかもしれない。しかし、解離は、無意識のなせる業であるはずのものだ。気づかないことこそ、解離という現象の要ではないのか。とすれば、解離を自覚して生きるなどということは、そもそもとんだ形容矛盾ということになるのだろうか……。

5　解離と気づき

すこし遠いところから引用しよう。

当時の女学校の二年生だから、一四歳。一九二九年生まれの須賀敦子は、その年齢のある夜の記憶について、最晩年に、こんなふうに書いている。[*4]「私は、二階の西の洋間と呼ばれていた部屋の窓から半分身体を乗り出すようにして外を見ていた。日米戦争が始まって一年たっていたけれど、高台の家の窓からは、まだ街の灯がちらちらとまたたくのが眺められた。(…)特別な日ではなかった」。そんな夜、彼女は部屋の中の小さな丸テーブルの上のコップにさしたミモザの、むっとするような匂いに気づき、それと同時に、こう感ずる。「春だな。それが、最初に私のあたまにうかんだことばだった。そして、そんなことに気づいた自分に私はびっくりしていた。皮膚が受けとめたミモザの匂いや空気の暖かさから、自分は春ということばを探りあてた。こういうことはこれまでになかった。もしかしたら、こんなふうにしておとなになっていくのかもしれない。(…)私はそのあたらしい考えをひとりこころに漂わせて愉しんだ」。そして、この後、須賀の頭に予期せぬもうひとつの考えがよぎる。「だが、その直後に頭をよぎったもうひとつの考えは、もっと衝撃的だった。それは「きっと、この夜のことをいつまでも思い出すだろう」というもので、全く予期しないまま、いきなり私の中に一連の言葉として生まれ、洋間の暗い空気の中を生命のあるもののように駆け抜けた」。ミモザの匂いを背に、二階の窓から「夜」を見ていた須賀は、この言葉にいきあたった瞬間、「騒々しい日常の自分からすこし離れたところにいるという意識」をもつ。そして、そのことを晩年、こう振り返る。「たしかに自分はふたりいる。そう思った。見ている自分と、それを思い出す自分と」。

繰り返すが、これは須賀がその六九歳という生涯を終える、最晩年の回想である。自身の温床となった文化とイタリアという外なる文化の間で、須賀が育むように紡いだあの独特の文体を知る者なら、あるいは、いまを生きる意志と遠い記憶とを呼応させながら、時の距離を越えて築き上げられた、あの深い綾を湛えた文学空間を知る者なら、一四歳の彼女のこの直観が、その後の文章の「方法序説」となっていることに、異を唱えることはないだろう。そして、このエピソードが伝える、自身の中の距離という一貫したトーンが須賀という人の人格のイメージを作り上げていることもまた、おそらく、間違いないだろう。須賀という人に会ったことのない私のような読み手も、そんな思いでこの人の文章を読むのだ。

　おそらく、近代の終わりと騒がれた一九八〇年代のはるか以前から、かすかに被った解離の経験を自覚的に引き受けるという契機が、一連の創造的活動につながるということが、実は、無数にあったのだのだと思う。近代の「自己意識」とは、かすかな解離の別の名だとすら、言えるのかもしれない。あるいは、近代はその真昼の時点ですでに、自らの終焉の予感を抱えていたと言ってもいい。そのことの確認が、いまを考えるうえでも、何か重要な点を忘れさせないでくれるように思う。解離の自覚、解離の引き受け方に、いまもし、昔と違う点があるとすれば、それは、遠い記憶をたどって、自分というものを探りあてるということを、いまではあまりしなくなったという点だろうか。そうした仕方で、自身の同一性のわずかなズレをたどり、遠い過去を引き寄せるということをする人は、いまではあまり多くない。

　多動についてはどうなのだろう。多動という契機が、近代の始まりの時点から、時代の中に入り込んでいた、ということはなかったのか。M・ヴェーバーの指摘[*5]を待つまでもなく、働きすぎは、もとより近代に親和的な原理である。そして、それを自分から自覚的に引き受ける人が、おそらくは近代という装置の創成の時期から、実は、数知れないほどいたのではなかったか。

6　人格はもはや、信ずるにも、愛するにも値しないのか

解離という概念に積極的な意味を見るようになった一九八〇年のころ、精神医学から無意識概念が消えつつあったことには先に触れた。無意識の概念が背景化したそのころ、人格というものの重みもまた、精神医学の中で薄れていった。うつ病や統合失調症といった病態の病前性格論が盛んに論じられたのは、せいぜい一九九〇年ころまでだっただろう。ある人格にある特有の病態が宿るという見方そのものがあまり顧みられなくなったのだ。その傾向は二〇〇〇年を越えて、発達障害という概念が精神医学に浸透したころから拍車がかかった。人の社会性が脳の機能と結びつけられるようになって、人の歴史に蓄積される人格といった見方は、ますます背景化していったのだ。[*6]

ひょっとすると、こんなふうに考えることもできるのかもしれない。無意識という概念が生まれたのは、二〇世紀初頭の社会が、人格のまとまりというものを確たる前提としていたからだったのではないか、と。意識という「現在、ちょっと過去、ちょっと未来」のみから成る現象を出発点に、人の記憶、人の歴史をたどり、人格のまとまりに行きつこうとしたとき、むしろ、記憶されていないもの、歴史からこぼれ落ちるもの、気づきえないものという力域が、必然的に要請されたのではなかったか。なんといっても一九世紀から二〇世紀、人が頼り、信じ、愛していたのは、まとまりとしての人格だったのだから。

そして、こんなことも言えるのかもしれない。注意を一つの点に長く集中させることをしなけれ

ば、そもそも人格なんて、簡単に霧散してしまう態のものだったのだ、と。人格が重い価値をもっていた時代には、多動を被った人たちは人格の形を保つために、精いっぱいのエネルギーを費やした。しかし、人格の値が低くなったいま、注意をあまり集中させない方が、かえってうまくやっていけるということが、ひょっとするとあるのかもしれない。

いつごろからだろうか、人格に頼ってものごとが動かなくなったのは。いまでは誰も、あの人は立派な人だから、あの人がすることは倫理的に正しいなどと考えたりしない。いや、倫理的に正しい人が立派な人だという考えすら、人々はあまりもたなくなったと言ってもいいだろう。倫理的に正しいか否かは、倫理委員会のマニュアルが決めることで、マニュアル上のコンプライアンスこそが事の当否を決めている。政治の場面でも、どうも人格には活躍の場がない。「人柄が信じられない」と言われる首長がいつまでも政権の座にいたりする。人柄とか人格ということの重みがずいぶんと軽くなったのだ。そして、いま、称揚されるのは、コミュニケーション能力であり、表現力であり、演出能力である。

でも、人は、人のそうした能力を、機械のスペックを確認するときと同じように、信じたり、愛したりすることができるのだろうか。そうしたスペック様の能力は、就職、求人など、売ったり、買ったりするときに参照されるものであって、信じたり、愛したりするときには、人はもうすこし違った何かを見ているのではないのか……。

人格というものが、一九世紀、二〇世紀という、近代の装置が最盛期を迎えた時期に、人類が夢見た幻であったとするならば、人はもはや、その幻を信じることも、愛することもできないのかもしれない。では、ワタシはいま、アナタの何を信じ、何を愛すればいいのだろうか。

おそらく、ワタシは、アナタの「自覚」、断裂に関する「自覚」を信じ、それを愛するしかない、のではないか。それは痛みの自覚と言ってもいい。断裂に自覚的であること、注意の非集中に自覚的であること……。ワタシは、アナタが自らの欠如を自覚的にとらえ、それを自分のものとして引き受けている、その姿を、信じ、愛するのだ。欠如に対するアナタの自覚が、きっと、ワタシの信と愛を受け止めてくれる、と思う。おそらく、多分……。

7　精神医学の知は

社会のあり方の変化に敏感に、まるで坑道のカナリアのように反応した人々を、精神医学は病態として取り出してきた。ジャネ、フロイトの時代の解離もそうであったし、統合失調症という病いにもそうした面があったと思う。そして、発達障害、多動の増加にも、脳の素因を病態化するなんらかの社会的要因が働いていると考えることができるだろう。

一九世紀末葉、神経衰弱という概念が提唱され、世に浸透したとき、この概念は精神医学の手を離れ、やがて文化のさまざまな場面で迎え入れられ、さまざまな形で消費された。「俺も神経衰弱、お前も神経衰弱」、これは精神科の病いが文化現象、そして社会現象となった最初の出来事だったとも言われている。あのころの小説を開くなら、神経衰弱を身にまとった登場人物にいくらでも会うことができる。精神医学は、それでも、それは病態なのだと言い続けた。精神医学自身の側から、それが文化であり、身にまとうべきものだという視点は、ついぞ出たことはなかった、と思う。

精神医学のさまざまな概念が、精神医学の手を離れ、社会に浸透することで、その病理が逆手に取られ、なんらかのポジティヴな顔を手にする。人間とはしたたかなものである、病理のどこかを積極的にまとうようになるのだ。もちろん、精神医学は、このことを十分に知っていなければならない。しかし、精神医学は、決してそのことの先回りをしてはならないのだと思う。精神医学が、病理を称揚するとき、必ず奇妙な自己撞着に陥る。そして、医学としての足場を離れ、何か違う営みへと変容するのだ。

精神医学の知は、「坑道のカナリア」を見つけて、世に先んじているつもりでいるけれど、やがてそこで生き抜くカナリアの出現に、実はいつも遅れをとっている。その意味で、精神医学は、常に遅れている。いや、むしろ、遅れていなければならないのだと思う。

精神医学の知は、黄昏に飛び立つ。精神医学は、そのことを十分に噛みしめておかなければならない。

精神医学は、時代の変転を前に、けっして「動きすぎてはいけない」[*7]のだ。

文献

＊1　川嶋太津夫「話す力求める国際社会」耕論、朝日新聞、二〇一八年五月二三日

＊2　Daniel K.: *The Mind of Billy Milligan*, 1981, 1982.（堀内静子訳『24人のビリー・ミリガン』早川書房、一九九二年）

＊3　Janet P.: *L'automatisme psychologique*. Paris, Félix Alcan, 1889.

＊4　須賀敦子『遠い朝の本たち』筑摩書房、一九九八年

＊5　Weber M.: *Die Protestantische Ethik und der ≪Geist≫ des Kapitalismus*, 1920.（大塚久雄訳『プロテスタンティズムの倫理と資本主義の精神』岩波文庫、一九八九年）

＊6　鈴木國文『同時代の精神病理――ポリフォニーとしてのモダンをどう生きるか』中山書店、二〇一四年

＊7　千葉雅也『動きすぎてはいけない――ジル・ドゥルーズと生成変化の哲学』河出書房新社、二〇一三年

III　精神医学の潮目2

第7章　主役が交代するとき——統合失調症と自閉症スペクトラム障害の現在

1　なぜこの二つの病態を並べて論ずるのか

時代によって主役となる疾患が入れ替わることは、身体医療の場面では、誰もが知っている風景であろう。ある時代まで、結核など感染症が医療の主要な位置を占めていた。しかし、いまでは悪性腫瘍と生活習慣病が人々の頭にまず浮かぶ。これは、細菌感染症に対する対処法がある程度確立したという医療の側の事情によって起きたことで、医学の発展という文脈で語ることのできる変化である。要は、医学の現戦力との関係で目下の敵となる疾患が変わったのだ。

精神医学においても主役となる疾患は入れ替わる。

統合失調症（schizophrenia 古くは精神分裂病）という疾患は二〇世紀初頭からその終わりまで、およそ一世紀の間、精神科医療の主役の座にあった。人々が精神疾患として最初に思い浮かべるのも、また、医療が主要な治療対象として想定してきたのもこの疾患であった。変化が現れ始めるのは、二〇世紀最後の四半世紀、統合失調症の軽症化ということが言われ、境界例についての議論が盛んになされるようになったころである。そして、二一世紀への変わり目あたり、「広汎性発達障害」という概念が成人の精神医学の場面に現れ、いくつかの呼称を経ながら、急速に、いわば統合失調症の主役の座を脅かすほどに浸透した。そして、この「病態」はいま、「自閉症スペクトラム障害（ASD）」という呼称で捉えられている。

統合失調症が軽症化し、対処法にわずかな光が見えるようになったことに関しては、抗精神病薬（幻覚、妄想など精神病症状に有効な薬剤）の発見と改良という事実が関与しているだろう。クロールプロマジンの精神病症状に対する薬効が発見されたのは一九五二年、以来、何世代かの抗精神病薬が世に出されてきた。しかし、統合失調症の症状変化は薬物の効果というだけでは、いかにも説明しがたい。そして、ASDの精神医学への浸透という点に関しては、精神医学の側に大きな発見があったわけでも、治療上の大きな革新があったわけでもない。この交代劇を医学の発展という文脈で論ずることはできないのだ。むしろ、精神医学は、後になって、この変化に気づいたとさえ言えるだろう。では、どうしてこの変化は起きたのか。このことを考えるとき、私たちは時代による社会の変化、あるいは個人の置かれている状況の変化という要因を考慮しないわけにはいかないだろう。

後で論ずるように、統合失調症とASDには、状態像に一部重なるところがある。しかし、精神医学史的に見れば、この二つはその出自も、精神医学の中での位置づけも大きく異なるものである。統合失調症という「理性」と「主体」の病とも言える疾患は、その「反理性」と「主体の障害」という特性によって、二〇世紀という時代のいわば陰画のようなものであった。二〇世紀は、理性と主体の時代だったとも言えるからである。では、ASDについては、この病態のいったいどんな特性が時代の何を反映していると考えるべきなのか……。私は、この病態の「社会性の障害」という特性と「スペクトラム」という位置づけが、現代という時代のなんらかの特徴と呼応しているのではないかと考えている。

その点の議論に入る前に、ASDという概念が精神医学の現場にどのように入ってきたか、そして、同じころ、統合失調症の捉え方にどのような変化が起きていたかについて、まず見ておくことにしたい。

2 ASD概念はどのようにして大人の精神科臨床に浸透したか

自閉症については、第二次世界大戦の直後からカナー型と呼ばれる古典的な病型が知られていた。これは、一九四三年にレオ・カナー[*1]によって報告された概念で、対人交流に障害があり、特異な能力をもちながら言語と知能が遅れ、特有のこだわりを示す一群を指している。このカナーの報告の翌年、一九四四年に、ハンス・アスペルガー[*2]が同じように対人交流に問題があり、特有のこだわりを示しながら、カナー型に比べて言語発達がよく、知能が保たれる一群を報告している。カナーはユダヤ系アメリカ人、アスペルガーはナチス支配下のオーストリア人、いずれの論文の刊行も戦時下であり、敵対国にあった二人の間に情報の交換はなかった。カナーの仕事は第二次世界大戦直後から注目されたが、アスペルガーの記述に対しては、ずっとほとんど関心が寄せられることはなかった。

状況が変化するのは、一九八一年、ローナ・ウィング[*3]がアスペルガーの仕事に着目し、アスペルガー症候群の概念を刷新させたことによってであった。いまから顧みると、ウィングはアスペルガーの概念の効果をよく心得ながら、かなり戦略的にこの概念を浸透させようとしていたことがうかがわれる。

ウィングは、アスペルガーが記述していない以下の二点を書き加えている。ひとつは、親から詳細に生活歴を聴取すると、生後一年の間にすでに事物に対する関心が弱かったことが知れるという点、もうひとつは、想像的なごっこ遊びがほとんどないか、あっても極めて限定され、他の子どもと共有しえないものであるという点である。つまり、彼女はアスペルガーの一群をカナー型の「自閉症」に引き寄せて捉え直したのだ。ウィングの仕事の影響は、まずは児童精神科医を中心に現れ始める。

一九九四年に世に出たＤＳＭ－Ⅳ[*4]では、ウィングのアスペルガー症候群見直しの仕事の反響を受けて、「Pervasive Developmental Disorder（広汎性発達障害）という項目の下位分類に、自閉性障害、レット障害、小児期崩壊性障害、アスペルガー障害、広汎性発達障害（ＮＯＳ）が並べられることになる。ここでは、自閉性障害を（１）「対人的相互反応における質的な障害」、（２）「意志伝達の質的な障害、言語上の障害」、（3）「行動、興味及び活動の限定され、反復的で情動的な様式」の三項目をもつものと規定し、一方、アスペルガー障害では、このうちの（2）の「言語上の障害」がないという考え方が提示されていた。この考え方がDSM－Ⅳとともに広く浸透し、一九九五年から二〇〇〇年にかけて定着していく。日本でも二〇〇〇年ごろを境に、この考え方が成人の精神科医の間にも広がることになる。しかし、言語発達の障害の有無で自閉症とアスペルガー障害を区別するこの考え方は、ウィングの視点とはかなり異なっていたと見るべきだろう。

二〇一三年のDSM－5[*5]では、この領域に大きな改変が加えられ、自閉症スペクトラム障害（ASD）という考え方が導入されることになる。DSM－5のASDでは、この呼称のもと、すべての広汎性発達障害の病態を症候の濃淡として捉え、アスペルガー障害を含む一切の下位分類の障害名が消された。実は、ウィングの考え方は当初からこのDSM－5の記述に近かった。ウィングは、早くから自閉症連続体（continuum of autistic characteristics）[*6]あるいは自閉症スペクトラム（autistic spectrum disorder）[*7]という言葉を使っていた。彼女が戦略的だったと言うのはそういう意味である。

アスペルガー障害からASDに至る一連の概念は、精神医学に大きな影響を与えたが、なかでも、統合失調症の病前期、前駆期に対する考え方を大きく変えたように思う。私たちは現在、統合失調症を捉える際に、素因、環境因、脆弱性の形成、発現因子、発症、精神病エピソードという考え方をとることが多いが、こうした考え方の確立には、傍らに、広汎性発達障害という病態があったことが少なからぬ影響を及ぼしていると考えていい。

3 同じ時期、統合失調症は

統合失調症（古くは精神分裂病）という言葉には、もともと、主にドイツ精神医学によってもたらされた、運命的とも言える悲劇的なイメージがつきまとっていた。「人格の病」「欠陥状態(Defekt)」「人格の崩れ」など、急性期の後にも人格にまつわる障害が残されるというニュアンスで記述され、それが、この疾患の悲劇的イメージを生んでいた。また、この病態では、急性期、「私」というものの「私」性が侵害される事態、つまり「させられ体験」「自生思考」など「自我障害」と呼ばれる事態が出現し、この点もどこか運命的な印象につながっていた。また、このことは、この疾患を「私とは何か」を考察する哲学テーマと親和性のあるものにしていた。ついでに付言するなら、一時期、そのような哲学テーマにひかれて精神医学を志した者がいたことも否定できないだろう。

一九五二年以降、抗精神病薬が浸透するとともに、統合失調症を病む人たちとの対話に道が開かれ、彼らの言葉、さらには彼らの語る体験を基にした研究に関心が寄せられていった。現象学的な人間学や、統合失調症の精神療法の仕事はそうした系譜にある。ビンスワンガーの『精神分裂病』、ブランケンブルクの『自明性の喪失』、木村敏の『人と人との間』、そして我が国の『分裂病の精神病理』シリーズ全一六巻など、精神病理学はそうした系譜の中でその全盛期を築いていた。言ってみれば、統合失調症という事態が、精神病理学に豊かな言説を紡がせていたのである。

そうした仕事を経過するなかで、精神病理学的な統合失調症研究は次第に、軽症なもの、寡症状なもの、言葉にされうるものへと関心を移していった。そして、その時期、実際に、緊張病や大規模な妄想、さらには人格の甚大な崩れといった事態が統合失調症という病態そのものにあまり見られなくなっていたことも事実なのである。

ここですこし、精神病理学を離れ、統合失調症に関する一般的な研究、特に英語圏の仕事に目を転じておこう。

英語圏では、一九八〇年代の終わりごろから、統合失調症の幼児期、あるいは病前期の状態に関心が寄せられるようになっていた。この領域の仕事でひとつ、私が好んで引用する研究がある。一九九〇年のアトランタのウォーカーら[*8]の、費用のかかっていない機知に富んだ研究である。彼らは、後に統合失調症を発症した五人とその同胞の幼児期の八ミリフィルムを、同じ年齢のころの同じような場面をとらえた同じ長さの短編映像に編集し、発症した人のものと同胞のものをランダムに観察者に見せた。観察者は幼児期精神医学の専門家と大学院生の一九人である。そして、「どの子が発症することになるか」を当てさせると同時に、「その判断の根拠」を訊いたのである。結果は、正答率が七八・一％、つまり偶然以上の率であり、当然のように専門家の方が高い正答率を示した。専門家は幼児期の映像を見れば、将来どの子が統合失調症になるかある程度予測がつくのである。そして、挙げられた「判断の根拠」は、「反応性の欠如」、「視線を合わせない」、「はっきりした感情を表さない」、「微細な運動、粗大な運動のいずれも、運動の協調が悪い」などの特徴であった。

実は、病前早期への視点としては、ハイリスク群の大規模な前方視的追跡研究が一九六〇年代からすでに仕掛けられていた。統合失調症の親をもつ子どもなど高い発症危険因子をもつ人々を、年齢ごとにデータを取りながら追跡し、結果として発症した人と発症していない人の差を、遡って比較するという大がかりな研究である。米国、あるいはデータが得やすい北欧諸国やイスラエルなどでいくつかの重要な研究が仕掛けられ、開始後二五年以上を経た、一九八〇年代終盤から一九九〇年代の始めに、その成果が続々と発表された。

そうした研究によって、幼児期・児童期には、神経・運動機能の障害、注意・情報処理機能の障害など脳機能のソフト・サインとも言うべき指標が主に見られ、思春期、特に思春期後期になると、学校での行動障害や対人関係上の問題など、社会場面、対人場面の偏位が多く見られるようになるということが指摘された。そして、このような視点から、統合失調症発症に前駆する「前駆期」の症状に関心が寄せられ、「集中力の障害」「気力の障害」「抑うつ」「睡眠障害」「不安」「社会的孤立」「猜疑心」「社会機能障害」「いらいら」などが前駆期症状として注目されるようになった。[*9]

それに対し、このような状態は必ずしも発症に至るわけではないから、前駆期というより「At Risk Mental State（ＡＲＭＳ）」と呼ぶべきだとし、むしろこの時期に介入することで精神病エピソードを回避しようという視点が提出された。[*10] これは早期介入の研究へと発展する。

これら一連の研究によって、統合失調症は、人格が病むとか、人格に欠陥が残るという悲劇的な見方から離れ、素因があって、脆弱性が形成され、その上で精神病エピソードが一過性に現れるという見方へと移行していったのである。そして、そのことによって、統合失調症は、ＡＳＤのある種の病態、つまり自閉症傾向を幼児期からもち、思春期に困難にぶつかり、自閉症特有の反応病態を形成するというあり方と、疾患の捉え方という点で一部重なるようになった。つまり、こうした視点から見ると、二つの病態の違いが見えにくいものとなっていったのである。

しかし、同じ時代、統合失調症の発症に前駆する症状を精神病エピソード寄り、つまり統合失調症に特異的な症状として捉える視点もあった。次節の議論へとつなぐため、そうした視点にもすこしだけ触れておこう。

例えば、チャップマン[*11]は、統合失調症の発症を予測させる症候として「注意の障害」「知覚の障害」「制止症状」「言語生産の障害」「運動機能の障害」など、統合失調症に特異的な変化が最初に現れ、その後に「反応性の症状」として「行動上の問題」が現れるという考え方を示している。また、ドイツのフーバー、グロスからクロスタケッターへと受け継がれた研究は、一九六〇年代から二〇〇〇年以降まで、統合失調症の病初期症状を取り出すことを目的として進められ、「思考が邪魔される」、「思考の滞留」、「思考の促迫」、「思考の妨害」、「言語受容における混乱」、「知覚と空想を区別する力の減弱」など思考、知覚の特異的変容が最初期に出現することを見いだしている。[*12]発症に前駆する症状の中に、統合失調症に特異的な「私」の障害を捉えているのである。

4　統合失調症とASDの相違について

では、統合失調症とASDは、精神病理学的な視点から見たとき、どのような違いがあるのだろうか。まず、それぞれ、症例を示しておこう。

症例A　統合失調症

Aは、大学に入ったころから自分には何かが足りないと悩み、二年生の夏、「何かがおかしい」という漠然とした訴えをもって受診した。彼は、全学共通科目の心理学に興味をもち、一年生のころから、入学学部とは異なる学部の心理学の教官を訪れ、調査活動に参加していた。また、常識をつけるためにという理由で、すべての講義で教官の言葉一字一句を正確に書き取ることを自分に課し、また、複数のサークルに入って無理な日程を組み、サークル仲間に奇異な印象を与えている。

そして、四年生の二二歳の時、ひとりの女子学生に唐突に接近して交際を断られたのを機に、「彼女はどうも自分の考えを先回りして知っている、彼女はどこかから指令を受けて行動している」と言い始め、その後、世界没落体験、宇宙からの迫害妄想などを呈して明確な統合失調症の病態へと陥っている。

症例B　自閉症スペクトラム障害

Bは、大学の最終学年で就職活動の中で混乱し、受診した症例である。診察場面では、挨拶の声も会話の声も異様に大きく、いささか奇異な印象を与えた。小学校、中学校でひどいいじめにあっている。高校のころ、コンビニなどで自分のもっているものが盗んだものでないことをどうやって証明するかと、強迫的に考える時期があったと言う。また、大学に入学したころ、足と靴の底との間に分子の並びとして境目があるのかと考えると、どこまでが自分なのかわからなくて混乱したとも言う。そして、時に、中学のときのいじめの場面が頭に浮かび、怒りがとめられないとも語っている。進路に関しては、「学問はひととの付き合いが大変だから「営業」に行こうと思う。「営業」の方が目的のはっきりした人間関係だから戦略が立てやすい」と話している。

就職試験を何度も失敗するうちに、面接場面で試験官が陥れようとしていると言い始め、一時的に妄想様の状態を呈している。

確かに、この二つの例には似たところがある。一方は、大学入学のころから、他方は中学のころから奇妙な考え方、奇妙な行動が目立ち始め、結局は同じような時期に精神病的なエピソードに陥っている。素因があって、前駆期があり、精神病性のエピソードに陥ったと見れば、同じような病態と見えなくもない。しかし、この二つの病態は、精神病理学的な視点から見ると、やはり異なるものと思われる。

（1）精神病エピソードに先行する時期

統合失調症の症例では、幼児期に行動の問題、対人関係上の問題があることは少ない。ただ、一般の子に比べておとなしいという印象を与えることが多い。そして、思春期以降のある時点から、なんらかの対人関係上の変容、奇異な行動が出現する。前節で触れた前駆期に当たる時期である。

私は長年、大学での学生相談の仕事に関わってきたため、この時期の症例を何例か経験しているが、彼らが一様に訴えるのはある種の困惑である。この困惑はいわゆる青年期の悩みとは違い、なんらかの言い表しがたさを伴い、「何かがおかしい」とか「皆にできることができない」といった言い方でかろうじて表現される。いわば、自己と世界の間の変容感といったもので、困惑の語り方に、どこか「被っている」というニュアンスが伴う。そうした変容感を受けて、彼らはなんらかの対処行動をとる。例えば、症例Aのように、網羅的学習という無理な課題を自分に課したりする。こうした例に奇異な行動の理由について訊くと、その行動に先行して強い困惑を経験していることが多い。彼らの対処行動は、投企的行為というより、むしろ被投的な構築とも言えるものなのだ。チャップマン、あるいはクロスタケッターらが指摘した「思考の変容感」と、おそらくは強く関係するものなのであろう。

それに対し、ASDでは、幼児期にすでに人間関係における特有のあり方をもっているのが特徴であり、子ども時代から周囲からの離反、特異なこだわりが目立つ。いわば彼らは早くから自身の特有の世界をもっているのである。そして、許されるなら、ずっとその世界に留まろうとする。困難が訪れるのは、自身と世界との関わりが、他の人々が世界（社会）との間にもっている関係と異なることに、否応なく気づかされるときである。そして、それが彼らにとってある種の危機となる。中には、症例Bのように、特有の問いを立てる例もあるが、そうした場合、彼らは、その問いがあくまで彼ら自身が立てた（被ったものではなく）問いであることをよく自覚している。

（2）精神病エピソード

「授業中みなが笑う」という状況を考えてみよう。統合失調症の前駆期にある例では、しばしば、その笑いの中に「意味ありげな何か」を見、その謎への関心を膨らませる。そして、「なぜ笑うのだ」という明確な問いの形をとることのないまま、個々の人の背後に一般的な意図を感じるといった状態へと陥っていく。症例Aのように、彼女は誰かの回し者であるといった考えが浮かぶのである。これは、すでに妄想へと一歩入り込んだ状態である。それに対し、ASDの人は、その笑いの中に誘われない自身を見いだし、「なぜみなが笑うのだ」という疑問を抱く。しかしこの疑問を抱いたとしても、他者の扱い方をすでに決めている彼らは、ほとんどの場合、それを無視して生活することができる。ただまれに、自身との違いにこだわり、問いをつきつめるうちに、他者の方に何かの特別の事情があると、「妄想的」な判断に至る場合があるのである。

統合失調症の場合、人との間で問題があったとき、「それをしようとしたけれど、彼はそれをいやだと思っている、いったい何があるのだ」という疑問を抱くことがあったとしても、この「それをしようとしたけれど」の主語そのものがすでにどこか曖昧である。他者の意図なのか自身の意図なのかはっきりしないまま「ほのめかし」のようなしかたで「それをしよう」が現れているのだ。そして、いわば問いより先に、答えの方が現れるといった形で妄想が結実する。疑問を経て推論するという段階のないまま、唐突に答えが現れるのである。そうなると、この妄想は揺るがない。現実よりも現実的なものとして統合失調症の人の人生に入り込む。それに対し、ASDの人は、人との間でうまくいかないことがあるとき、まず、「私はこうしたいけれど、誰々が邪魔をする、どうしてだろう」という疑問を抱く。そして、この「どうして」という疑問をつきつめていくうちに、相手の悪意に思い至るというような形で「妄想」に行きつくのである。いわば疑問の果てに妄想的判断があると言っていい。そして、ほとんどの場合、こうした判断は一過性で、置かれた状況が変われば消えていく。

主体の生起という視点から言うならば、統合失調症では、主体の生起そのものに困難があり、ASDでは、主体は生起しているのだが、その主体の生起がなんらかの特異なあり方でなされているという見方もできる。仮に、この二つの病理を「反主体」の病理と「偏主体」の病理と呼ぶこともできるかもしれない。おそらく、二つの病態になんらかの違いがあるからこそ、私たちはいまもなおこれら二つの病態に対して異なる精神医学の枠組みで接しているのである。(1)

5 「反主体」としての統合失調症、「社会性の障害」としてのＡＳＤ

近代（モダン）という時代は市民という主体を基礎に成り立っていた。一人ひとりの市民が倫理的に判断し、理性的に動くという理念のもとで社会が成立していたのである。もちろん、それは理念であって、実際にそのように世界が動いてきたわけではない。フランス革命そのものが多くの粛清を、そして恐怖政治を生んだ。また、近代の精華であるべき二〇世紀は、戦争の世紀と言われる悲惨を抱えていた。しかし、一人ひとりの人間に主体性があり、理性というものがあるという理念、この前提はやはり近代社会の基底を支えていると言っていいだろう。そうした前提の社会にあって、主体そのもの、「私」の「私」性が侵され、妄想という「理性を超えた判断」に至る統合失調症という病態は、いわば「反主体」、「反理性」の病として括られ、畏れられてきた。

フランス革命後の一八世紀終盤に黎明期を迎えた精神医学は、一九世紀を通して疾患の記述を重ね、二〇世紀初頭に統合失調症という疾患単位に行きついている。そして、疾患単位として括られると同時に、この統合失調症は、時代の精神医学の主役となった。「反主体」「反理性」の病理として、最も精神疾患らしい疾患と認識されたのである。だが、近代という時代がこの疾患に対してとった対応は、患者自身の意図に反しても治療しようとする強制的医療であり、損なわれた理性を補い、

（1）ＡＳＤ、および統合失調症の主体生成と言語活動の関わりの違いについては他稿[*13]で詳しく論じた。

支えるというパターナリズムの姿勢であった。さらに言えば、この病態に対する収容制度が医療の重要な機能の一部として置かれたのだ。いわば、二〇世紀は、統合失調症という疾患を一旦「社会」の外部に捉え、それを治療しようとしたのである。

では、ASDという病態は、いま、いったいどのような形で私たちの社会に迎えられているのだろうか。この病態の主たる問題が「社会性の障害」と「特有のこだわり」であることに異論はないだろう。そして、それに対する医療の姿勢は、この概念の導入の当初、つまりアスペルガー症候群と呼ばれた時代から、治療よりも共存をめざすこと、「共に生きよう」とすることに力点が置かれていた。

この「共に生きる」姿勢の内実は、仔細に見ると、ふたつの方向からなっている。ひとつは、この病態は「疾患」というよりある種の「障害」、つまり治らないものであるから、周りが合わせなければならないという姿勢、そしてもうひとつは、この病態が示す問題は病理というよりも一種の個性であり、生き方であるから、そういうものとして受け入れるべきだという考え方である。後者の考え方は、スペクトラムという視点のもと、カナー型の自閉症から定型発達者までが傾向の濃淡として並べられるに及んで、より前面に出されたと言えよう。おそらく、スペクトラムという考え方自体が「共に生きる社会」という考え方と隣接しているのだ。

ASDの「社会性の障害」は、ひとつの傾向として、さらに言うなら正常と言われる人の誰にも見られるあり方と地続きのものとして捉えられているのだ。そして、こうした見方は精神医療全体に影響を与え、精神医学そのものがこうした見方へと大きく舵をとっているとも言えそうである。私たちの精神医学は、今日、強制治療という「啓蒙思想」に源をもつ姿勢と、「共に生きる」という伴走の姿勢、このふたつの方向を内に抱え、いわばふたつの方向へと引き裂かれながら営まれていると言ってもいいだろう。

確かに、「社会性の障害」と呼ばれているもの、つまり「人の気持ちを察しない」「文脈を理解しない」「空気が読めない」などの言葉で捉えられる微妙なずれは、統合失調症が示す「反主体」、「反理性」と呼ばれるような劇的な異質性をもってはいない。それは微妙な「病理」であり、正常と地続きと言われても当然なものである。二〇世紀が、統合失調症という疾患をいわば「社会」の外部に据えて治療しようとしたとするなら、私たちはいま、ＡＳＤという病態を、社会の内部のもの、さらには自身の内部のものとして括ろうとしていると言えるのかもしれない。

しかし、先に「特有の世界をもっている」とか「他者の扱い方をすでに決めている」と表現したＡＳＤ特有のあり方、そして「社会性の障害」として括られる偏りは、本当に単なる偏りであり、正常と呼ばれているあり方と地続きの事態なのか。そして、地続きだとするなら、それはどのようにつながっているのか。そのことこそ、問われなければならないだろう。

ここで、ＡＳＤとしてはきわめて異例と言うべき事例をひとつ挙げておこうと思う。触法事例である。こうした事例を取り上げるのは、決して、ＡＳＤの病理がこうした出来事と親和性があると言おうとしてのことではない。「社会性の障害」を扱おうとするとき、倫理という問題を避けて通ることはできないと考えるからである。

事例C②

Cは、明確な動機なく、見ず知らずの老人を殺害した一七歳の男性である。この事件については第10章でも取り上げることになるが、ここでは、事件後のその人の発言にのみ触れておこう。

彼は、殺人対象として「もうやることのない老人」を選び、見ず知らずの老婦人を殺害するに及んでいる。事件後、「殺した相手に申し訳ないと思わないか」と訊かれ、「家を建て替えようと思っていたということで、そうしたことができなくなったのは申し訳ないと思う」と答えている。さらに「自分の家族に迷惑をかけたとは思わないか」と訊かれ、「いま、マスコミが家に押しかけ、夜も眠れないようで、迷惑をかけたと思っている」と答えている。言葉の筋は通っているだけにヒリヒリするような罪責感がないことに驚かされる。

罪責感が欠けていると言えば確かにそのとおりだろう。しかし、彼は、自身が犯した罪の意味も、自身が罰せられるべきであることもよく理解していた。むしろ、ここでの発言で驚かされるのは、犯した罪が社会に与える衝撃、そしてその影響という文脈に対する顧慮のなさである。いわば、彼という主体が、そうした社会という文脈とは別のところで生起していることに、我々は驚くのだ。

我々がＡＳＤに見る「社会性の障害」、それは主体と社会との連接点のいかなる変容に起因しているのか、そして、その変容は、ＡＳＤに特有のものなのか、それとも現在の社会そのものが抱える問題でもあるのか、こうした問いの詳細を論ずることは本章の閾を超えている。章を改め、第8章、9章、10章でその一部を扱うことにしたい。ただ、そこに想定される変容が、我々に投げかける問題のいくつかに目印をつけておくことは必要だろう。「偏主体」の病理と先に呼んだものを社会の中に抱え込もうとするとき、精神医学に新たにどのような問いがもたらされるかという視点である。

「社会性の障害」という言葉と「共に生きる社会」という言葉を並べてみると、すこし奇妙なことに気づく。「社会性の障害」と「共に生きる社会」、この括弧をとると「社会性の障害と共に生きる社会」である。この表現には、すぐに気づかれる矛盾が含まれている。つまり、この「共に生きる社会」における『社会性』とは何かという問いが成り立ち、その『社会性』の障害というものが考えられ、『『社会性』の障害とともに生きる社会」を考えなければならないことになる。以下、繰り返しで、社会性の無限後退が起き、社会を社会として成り立たせているもの何かが、次第に見えなくなっていくのだ。

それでも、精神医学はいまこうした病理を社会の内に据え、「共に生きる」ことを目指している。精神医学はこのことによって、おそらく、新たな矛盾を抱えることになるのであろうが、しかし、

（2）この事例は本書10章でも取り上げる。また、他稿[*14]でも論じている。この事例の記述は、事件当時の新聞報道、そしていくつかの書籍[*15][*16][*17]の内容をもとにしたものである。

ここではむしろ、その矛盾がどのような地平を拓くのかについて考えてみたいと思っているのだ。先に書いた啓蒙と伴走の裂け目とは次元を異にする、もうひとつ別の裂け目が精神医学の前に、いや精神医学の内に、口を開いているのではないかと考えているのだ。

6　今日の社会の困難と精神病理学の裂け目

今日、「倫理」という言葉の意味合いはすこしずつ変化してきている。人の営みの基本的前提として捉えられてきたこの言葉が、コンプライアンス、つまり規則の遵守というニュアンスへと次第に移行してきているのだ。それとともに、倫理的判断そのものが、規則の迷路の中でさ迷い、うまく機能しなくなった。「どうあるべきか」という問いに対して、かつて答えとなっていたいくつかのイデオロギーは、イデオロギーとしての力を失い、選択肢のひとつとなって、イデアであることをやめた。「どう生きるべきか」を教える父の権威も学校の権威もなくなり、父も学校もリスク管理に追われ、右往左往するばかりである。研究の倫理を支えるのは、いまでは個人の判断ではなく、倫理委員会のマニュアルである。

社会の構造自体が変わったのだ。もっと言うなら、社会構造の脆さが露呈したと言ってもいいかもしれない。こうした事態とアスペルガー症候群の病理とを絡めて、「社会のアスペルガー化」といったことが言われるようになったのは、二〇一〇年ごろだったろうか。おそらく、社会の枠が弱くなり、ここからは「ノー」という判断を下すことが難しくなった、あるいは、社会そのものが、ここからは外という外部の観念をもつことが難しくなったとも言えるだろう。ASDについて、「偏主体」の病理として捉えた事態は、そうした社会の変容と同期して現れているのだ。

そして実は、この社会の変容は、統合失調症の軽症化という問題とも、精神病理学が統合失調症との対話に道を開いてきたこととも連関している。社会の構造の脆さが露わになるようになって、統合失調症は、むしろ、私たちに通じる言葉で語るようになった。あるいは、逆に言うなら、統合失調症が抱える「私」というものの成立以前の病理が、実は私たち自身の問題と地続きであることが精神病理学の目にすこしずつ見えるようになってきたとも言えるだろう。統合失調症の主体との対話を通して、精神病理学は、正常な主体であれ、病的な主体であれ、そもそも主体というものの内奥にある独特の裂開、裂け目に気づくようになったのだ。さらに言えば、脆さを露呈した社会に生きる私たちにとっては、統合失調症を社会の外部に据えるということ自体が難しくなってきていたとも言えるだろう。こうした変化とすれ違うかのように、ASDに関する議論が精神医学の前景へとせり出してきたのである。

ASDという病態が拓いた「共に生きる」というテーマは、実は、関係を築くとか、絆を結ぶということとは次元を異にする事柄なのだと思う。それは、関係とか絆といったことは関わりなく、ただ、どんな主体をも社会の内に捉えること、どの主体もが社会の中に場を得られるようにすること、端的に「排除しない」ことなのである。そして、このことは、主体と社会との連接点のあり方が極めて多様となった今日の社会に求められる基本的な倫理要件なのだ。このことの重要さに真に気づくためには、主体と社会との連接点と言われているものが、決して堅固なものではなく、実は人間主体そのものの脆弱な本性、ある種の裂け目の上に打ち立てられたものであるということに、思いを馳せる必要がある。そして、それはまさに、この脆弱さを自身の内に自覚するということでもあるのだ。

精神病理学は、正常な働きの外側に異常さを求め、それを外部のものとして捉え、治療するという姿勢から、むしろ、異常さを、正常な主体の基盤へとつながる事態として捉える姿勢へと変容しつつある。このことこそ、先に「精神医学の内に口を開ける裂け目」という言葉で捉えようとした事態である。

外部の異常さと戦うのが啓蒙の論理、戦争の論理であるとすれば、内に異常さを抱えるのは、自覚であり、いわば内戦の論理である。私たちは、いま、外に敵を据えるのではなく、内なる裂け目を自覚し、飼い馴らそうとしているのだ。それは、また、主体と社会の連接点にある裂け目の効果を見つめながら、医療を営むことでもあるのだろう。

実は、こうした視点の開けこそ、ＡＳＤという病態が今日の社会に親和性をもつ一番の理由なのではないかと、私は考えている。

文　献

＊1　Kanner L.: Autistic disturbances of affective contact, *Nervous Child*, 2, pp. 217-250 1943.

＊2　Asperger H.: Die <autistischen Psychopathen> im Kindesalter, *Archiv für psychiatrie und Nervenkrankheiten*, 117, pp. 76-136, 1944.

＊3　Wing L.: Asperger's syndrome: a clinical account, *Psychological Medicine*, 11, pp. 115-129, 1981.

＊4　*American Psychiatric Association: the Diagnostic and Statistical Manual of Mental Disorders*, 4th. Edition, 1994.

＊5　*American Psychiatric Association: the Diagnostic and Statistical Manual of Mental Disorders*, 5th. Edition, 2013.

＊6　Wing L.: The continuum of autistic characteristics. In Schopler E., Mesibov G.B. eds: *Diagnosis and assessment in Autism*. Plenum, 1988.

＊7　Wing L.: Autistic spectrum disorders: no evidence for or against an increase in prevalence. *BMJ* 312: pp. 327-328, 1996.

＊8　Walker E., Lewine R.J.: Prediction of Adult-Onset Schizophrenia From Childhood Home Movies of the Patients, *Am J Psychiatry* 147(8):pp. 1052-1056, 1990.

＊9　Yung A.R., McGorry P.D.: The Prodromal Phase of First-Episode Psychosis: Past and Current Conceptualization, *Schizophr Bull* 22(2): pp. 353-370, 1996.

＊10　McGorry et al: The identification of predictors of psychosis in a high risk group, S*cizophrenia Res* 36: pp. 49-50, 1999.

＊11　Chapman L.J., Chapman J.P.: The Search for Symptoms Predictive of Schizophrenia, *Schizophr Bull* :13(3), pp. 497-503, 1987.

＊12　Klosterkötter J., Hellmich M., Steinmeyer E.M., et al: Diagnosing Schizophrenia in the Initial Prodromal Phase, *Arch Gen Psychiatry* 58(2): pp. 158-164, 2001.

＊13　鈴木國文「自閉症スペクトラム障害の思春期、統合失調症の発症――インファンティアと言語活動」（鈴木國文・内海健・清水光恵編『発達障害の精神病理Ⅰ』星和書店、二〇一八年所収）

＊14　鈴木國文「「社会性の障害」と「共に生きる社会」――ASD概念が精神科医療に拓くもの」（内海健・清水光恵・鈴木國文編『発達障害の精神病理Ⅱ』星和書店、印刷中所収）

＊15　藤井誠二『人を殺してみたかった――愛知県豊川市主婦殺人事件』双葉社、二〇〇一年

＊16　森下香枝『退屈な殺人者』文藝春秋、二〇〇二年

＊17　碓井真史『なぜ「少年」は犯罪に走ったのか』KKベストセラーズ、二〇〇〇年

第8章　ラカンの理論から考える自閉症

1　ラカン派と言うけれど

他者との会話中にものを考える際、人はよく、視線を空《くう》に外すという仕草をする。やや斜め上に視線を浮かすのである。これは交叉する視線を外し、内側に意を注ぐ様子として、多くの人が、見れば即座にその意味を感じとっている仕草である。自閉症者においてはこの仕草が現れない。最初から視線を交叉させていなかったり、じっと何かを見つめたまま考えたり、思考と視線にまつわる仕草が不自然なのである。

ラカン派の理論展開においては、こうした現象を取り上げる際、しばしば対象aという概念（後述）がもち出される。そして、こうした問題は、この概念を介して、主体の生成と言語（シニフィアンの体系）との関わりという問題へと結びついている。ラカン派の議論では、視線のやりとりと言語の使用、さらには主体の生成とが強く連関した事態として論じられるのである。

いま、「ラカン派の議論」と書いた。しかし、ラカン自身が自閉症について直接に論じているわけではない。自閉症に関するラカン派の論考は、その多くがラカンの死後になされたものである。とすれば、どのような理論を正統なラカン派の見解とするか、意見の分かれるところだろう。フランスでは、ラカンとは遠いと見える臨床家でも、しばしばラカンの考え方から多くの影響を受けている。自閉症の諸学説へのラカン理論の影響について、網羅的に書くことは至難と言わざるをえない。しかし、それでもラカン的見方ということに強調点を置こうとするなら、次の一点を押さえておくことがまずは肝要であろう。

それは、自閉症という障害が、言語活動を大きく制限する障害であること、もっと言うなら、「シニフィアンの体系」と「主体」をめぐる構造連関が問題となる障害であること、である。(1) そのことは、たとえアスペルガー障害のような、カナー型自閉症より言語の障害が少ない例について論ずる場合でも変わらない。自閉症圏の病態は、「シニフィアンの体系」と「主体」との関わりそのものが問題となる病態という点で、とりわけラカン派の思考を刺激するのである。

この章では、ラカン派の自閉症論の一端に触れるべく、ラカンの諸概念、とりわけ後期のいくつかの概念を踏まえて自閉症について考える、その糸口を示すよう努めたい。ラカンの諸概念に馴染みのない人にも、ラカンの思考が拓く地平が見えるような書き方で論を進めたいと思う。

2 はじめに考えておくべきこと

精神病論と自閉症

まず、自閉症はラカンの理論によれば精神病なのか精神病ではないのか、という問いについて考えておく必要があるだろう。結論から言えば、この点も明確に答えが出ているわけではない。ただ、この問いの意味の全幅を捉えるためには、ラカン派による精神病の捉え方そのものが時代の中で変化していることを前提とすることが必須となるだろう。

前期ラカン[*2]においては、精神病は「父の名」の排除（forclusion）に起因する事態として論じられてきた。その際、その議論の核となった病態はパラノイアであったが、精神病という枠の中には、妄想を主症状とするパラノイアに加え、自生体験や思考への影響体験など病的体験を主症状とする病態、つまりスキゾフレニーも含まれていた[*3]。この二つはラカンにおける精神病の二つの極であったと考えていい。日本語で統合失調症と呼ばれている病態は、ラカン理論で言えば、スキゾフレニーとパラノイアの両方にまたがる、ラカン用語で精神病と呼ばれているものの全域に関わる病態ということになる。

ラカン[*4]は晩年になってサントームという概念を提唱し、サントームというある種の補填物によっ

（1）ＡＳＤにおける主体の生起と言語との出会いについては、他稿[*1]において、詳細に論じた。

て精神病的な崩壊を押しとどめている状態があることに言及した。ラカンは作家ジョイスを例に挙げ、彼の作品こそサントームであり、ジョイスはそれによって発症を免れていたと論じている。こうした議論がなされたのは一九七〇年代中盤で、いわゆる寡症状性精神病や境界例の議論がさかんになされていた時代である。今から振り返れば、ラカンが時代による精神病の病態変化に鋭敏に反応していたということがわかるのだが、当時、この議論の意義についてそれほど多くの人が気づいていたわけではないだろう。

　ラカン晩年のこの議論に依拠して精神病の新たな形態について理論が展開されるようになるのは、ラカンの没後であり、とりわけ二〇〇〇年ごろ以降、興味深い議論がなされるようになった。なかでも、普通精神病[*5]とか普通倒錯[*6]といった極めて逆説的な概念をめぐる議論は示唆に富むものである。ラカン派の視線が自閉症という事態に真剣に注がれるようになったのは、ひとつには、こうした議論との関連においてである。

　こうした議論とは別に、自閉症に関するラカン派の理論展開には、もうひとつ重要な源泉がある。小児精神病についての議論である。ラカン[*7]は一九五〇年代初頭のセミネール第I巻の時から、小児精神病の病態に強い関心を寄せていた。このセミネールでは、ロジーヌ・ルフォールの症例、「オオカミ」と「マダム」という言葉しか発しない三歳九ヶ月の幼児の例を巡り、その子がいかにしてシニフィアンの体系と関わりをもつかという点が議論されている。ラカンは、いわば「言語の体系に入るトバ口で止まってしまった病態」としての小児精神病に強い関心を寄せていたのである。その後、ロジーヌ・ルフォールは夫ロベール・ルフォールとともに小児の治療実践を蓄積し、二人は、その体験を踏まえ、多くの自閉症論を展開することになる。一九八〇年には二例を詳細に論じた著作を、[*8]二〇〇三年にはいくつかの自閉症例と著名な文学者の自閉症傾向について論じた自閉症論を出版している。[*9]二人は、その自閉症論の中で、自閉症を精神病とは明確に異なる構造をもつものとして捉えている。前期ラカンのもとでなされた小児精神病に関する論考が、後期ラカンの新たな理論展開を触媒に、ある意味で、ラカンの枠組みを踏み越えるような自閉症論へと発展するのである。この二人がラカン派の自閉症論に与えた影響は大きい。多くのラカン派精神科医が、彼らの論考をもとに小児施設での臨床実践に携わり、その実践を踏まえて理論を展開している。[*10]

精神病においては、ある時点で「発症」という契機を迎え、「父の名」の排除という事態が露わになる。ラカンの「精神病」論では、排除ゆえの数々の病態、つまり、自生体験や思考への影響体験といった病的体験や妄想について論じられてきた。こうした諸病態と自閉症の病態を比べれば、そこには明確な差異がある。だからこそ、一般に、精神病と自閉症は異なる病態と考えられているのである。しかし、発症前の精神病、あるいは発症を経て残遺病態となった精神病との異同となると事はそれほど単純ではない。とりわけ、自閉症の中でもアスペルガー症候群のように「言葉を話す自閉症」が問題となる時、発症前の精神病や残遺としての精神病との異同という問題は、議論の多いところとなる。

前提となるふたつの鍵概念

ラカンの後期理論を踏まえ、時代の変遷を追うようにして展開した自閉症に関する議論は、ラカンの後期理論のふたつの鍵概念、対象aとジュイッサンス（jouissance）を巡って、極めてダイナミックなものとして構築されている。後の議論にも必要となるので、ここで、このふたつの鍵概念について最小限の説明をしておこうと思う。

母子一体と呼ばれる状態を想定してみよう。あるいは生後、人間存在が環界と一体となっている状態、と言っても同じことである。実際には、そのような状態はなく、そこには必ずやなんらかの欠損が含まれているのだが、そうした状態を後から遡行的に夢想することはできる。人間存在は、生きるために、この状態から離れ、対象を言語（シニフィアンの体系）の影響下の「対象」へと置き換え、環界との完全な接合を諦める。「生きるために」と書いたが、環界との接合の夢想は死と直結するものでもあるからである。そうした死と直結するような全き享楽の状態を、ラカンはジュイッサンスと名づけた。それは、いわば主体が生起する過程で諦められた享楽である。一方、対象aとは、主体が「対象」の中に見る欠如、つまりシニフィアンの影響下の「対象」に現れる「欠如」、対象の残滓、抑圧の残余、ジュイッサンスの残り香である。主体はこの対象aに導かれて欲望の連鎖という道に入っていく。

ラカンの前期理論は、鏡像段階とシニフィアンの体系という概念を軸に、主体がシニフィアンの体系の影響下、いかにして生起するかという点を論じていたが、後期のラカン理論は、対象aとジュイッサンスという概念を軸に、そのようにして生成した主体がどのように人間としての生を送るのかを、不安、欲望、幻想などとの絡みで論じている。

3　自閉症の病態をどう見るか

何が問題なのか

前期のラカンでは、シニフィアンの体系が主体に先行してあることが強調され、シニフィアンの体系を、既にあるもの、いわば静的な構造として捉える視点が強調されていた。それに対し、後期理論においては、シニフィアンの体系は欠落をもつもの、不十分なものとして捉えられ、主体は、それとの関わりの中で絶えず欲望を連鎖させるよう強いられるものとして捉えられる。そうした後期理論のもと、自閉症という病態は、まさにその連鎖への移行に障害をもつ病態として浮かび上がるのである。

定型的な発達においては、シニフィアンの体系の影響下に入るからこそ、「私」という主体と対象としての「私」との分節が可能となり、「私」という表象が出現する。その過程で、主体はジュイッサンスを諦め、欲望の連鎖（隠喩）という生の営みの中に入る。精神病においては、「父の名」の排除のために、ジュイッサンスは放棄されず、欲望の隠喩も起きない。そして、放棄されていないジュイッサンスは、発症を経て、症状という形で回帰することになる。

一九八〇年代のはじめ、J－A・ミレール[*11]はラカンの理論を整理し、パラノイアにおいては、ジュイッサンスが大文字の〈他者〉の場において回帰することで、妄想が出現し、スキゾフレニアにおいては、身体において回帰することで、病的体験が現れる、と説明した。精神病では〈他者〉と自身の身体とが区別されているのである。では、自閉症ではどのようなことが起きているのか。

定型発達の過程、ジュイッサンスを諦め、対象を諦めて「対象」との関わりに入る、その過程のトバ口で自閉症者は足踏みをしている。その足踏みは、「鏡像の不全」「対象aの不在」「シニフィアンの体系との関わりの障害」といった事態として論じることができる。そこでは〈他者〉と身体との分離が起きていない。そして、そこで問題となっているのは、ジュイッサンスの氾濫を押しとどめること、あるいはジュイッサンスをなんらかの形で「安全」に回帰させることである。

以下、自閉症に起きている事態を「鏡像の不全」「対象aの不在」「シニフィアンとの特異な関わり」という三つの視点から見ておくことにしよう。

鏡像の不全

定型発達において、「鏡像」は「私」という表象の起源として機能しているが、自閉症においては、この「鏡像」との関わりが十分に機能しない。症例によっては、自身の鏡像に全く関心を示さない子もいるが、そうでなくても、自身の鏡像との関係が不安定なままのことが多い。自身の背中の存在に気づかない子どもや、手の甲を向こうに向けて手を振る子どもなどである。ある種のエコラリー

（反響言語）や二人称代名詞の一人称転用などの現象も、「鏡像の不全」の言語における現れと考えることができるかもしれない。

鏡像の不全は、自身の身体の表象の不在とも繋がっている。自身の身体の表象をもたない、あるいはそれが不全であることは、さまざまな奇妙な現象をもたらす。例えば、彼らはしばしば自身の顔に無関心である。また、身体的疾患に罹患しても、その症状を身体の上に描きもつことができない。熱を出したり、お腹が痛くなったりという症状を呈することができず、突然に倒れたり、急に重篤な状態に陥ったりする。あるいは、怪我をしても、痛みをもたないという例もあれば、自身の体を毀損する行為に及ぶ例もある。

対象aの不在

定型発達において、主体をS_1（ある一つのシニフィアン）にピン止めする契機は、主体を生成せしめる過程であると同時に、主体を、棒線を引かれた$\$$とある残余との間で分割する過程でもある。これが先ほど、主体が対象aとの関わりにおいて、欲望の隠喩の連鎖へと導かれると書いた過程である。主体は$\$$とある残余、つまり対象aとの間に分割されるからこそ、$S_1 \to S_2 \to S_3$……という意味の連鎖へと導かれ、欲望の連鎖に入っていくのである。自閉症ではこの過程が不全である。自閉症では、主体がS_1にピン止めされても、$\$$と対象aとの間で、主体が分割されるということが起こらない場合がある。そして、対象aが現れない。そのために$S_1 \to S_2 \to S_3$という意味の連鎖に入

ることができないのである。そうした場合、主体はS_1にピン止めされたままに留まることになる。

通常、定型者では、対象a、すなわち対象の残滓、ジュイッサンスの残り香は、不安として、欲望の原因として、幻想の相関物として現れる。対象aは、「見えなさ」、「謎」として機能し、主体に幻想を導き、主体を欲望の文法に載せ、そのことによって主体を生の営みへと導くのである。ラカンは、対象aの現れとして、乳首、糞便、視線、声を挙げたが、これらは身体の穴、つまり口、肛門、目、耳との関わりにおいて対象としての境位をもつものである。自閉症者の一部では、この対象aが現れない。いわば穴のない身体と世界を生きているのである。エリック・ローラン[*12]はその著書『自閉症の闘い』の中で、「穴のない鎧としての身体」、そして「穴の排除」という言葉を使っている。

この問題は、自閉症の病理の中にさまざまなレベルで現れることになる。

まずは端的に、不安の不在として現れる。自閉症者が不安をもたないと言えば、怪訝に思う臨床家も多いだろうが、彼らが呈するのは不安ではなく、パニックであると考えることもできる。不安は内から蝕んでくるものだが、パニックは外から襲う。不安は、時に飼いならし、抱き続けることのできるものだが、パニックにおいては叫ぶか、うずくまるか、ともかくなんとかしてもらうしかない。自閉症者にパニックが起こるのは、安定していた彼らの世界が危機に瀕した時であり、それは外からの侵入として体験される。逆に、もし自閉症者に真の不安が現れることがあるとすれば、それは自閉症の状態から脱する機会、ひとつの治癒の契機、発達の契機ととらえることもできるかもしれない。

知覚過敏の問題も、対象aの不在との関係で考えることができるだろう。知覚は、知覚器官の穴を通して、対象aをめぐる欲動の流れに修飾される形で、情報を生体の内に入れる。対象aがなければ、あらゆる知覚は距離のないもの、幻想の混じないもの、さらには物語を伴わないものとして生起する。自閉症者はさまざまな程度にそうした生の知覚に曝されている。ある種の布が肌に刺さること、遠くの飛行機の音が耳に突き刺さること、ある臭いが耐え難いこと、いずれも、単に脳の問題とのみとらえるのではなく、知覚の構造の問題としても考察することが必要なのだろう。

自閉症者の中には、環界におけるある種の穴、隙間を耐えられないもののごとく避ける者がいる。トイレの穴を怖がる例、抽斗が空いているのもドアがすこし開いているのも耐えられず、突進してバタンと閉める例などである。定型発達の子の場合、かすかに空く隙間は、むしろ、それを開けて向こうを見るよう誘うものであることが多いのに、自閉症者の場合、どうも、そうした誘惑が起きない。

逆に、自閉症者の経過の中で、ある時期、身体に穴をあけようとする行為が目立つことがある。さまざまな程度の身体の毀損、抜毛、自身の唇をかみ切る、爪の周囲をむしり取る等々の行為である。E・ローラン[*12]は、こうした行為を「鎧としての身体」「穴のない身体」に新たな「縁（ふち）」を作ろうとする行為としてとらえている。新たな「縁」を通して、ジュイッサンスを「安全」に回帰させようとしていると言うのである。

冒頭に書いた「視線を空に外す」という仕草は、交叉する視線を外し、対象aから免れ、内に意を注ぐ仕草である。自閉症者においては、他者の視線は、往々にして対象aとして出現しない。自身の視線が、他者の視線を捉えて、ひとつの欲望を形成するという過程が起こらない。彼らの思考には、空を見るというズレの覚知、隠喩の介入の余地がないのである。

シニフィアンとの特異な関わり

自閉症者はしばしば、言語の機能の一部、例えば文字を、あるいは数字を取り出し、言語活動一般から切り離して機能させていることがある。例えば、私は以前ある稿[*13]で、文字を見ると、その文字と同じ形を別の紙から切り紙細工のようにして鋏で切り出すことに執着していた自閉症例について記述したが、この人の営みはそうした営み、つまり言語のトバ口での足踏みの典型的な例と言えるだろう。

E・ローラン[*12]は次のように書いている。「自閉症者が言語活動に入る時、言語を計算に、あるいは文字の反復にしてしまう試みがなされるようにも見える。それは言語の騒音を黙らせる試みでもある。」あるいは、マルヴァル[*14]は自閉症者のこうした傾向に触れて、「言語活動を言表行為(enonciation)から切り離そうとする気遣い、これは自閉症者の普遍の特徴のように思われる」と書き、これを自閉症の本質的事態と結びつけている。

必ずしも言語の一部でなくとも、自閉症の主体が、ひとつの「何か」への結びつきにとどまり、そこに安全な世界を見いだしていることがある。これは臨床的には「こだわり」という現象、同一性、不変への執着として現れる。ある「何か」との関係こそが世界の全てになるのである。これも、先にS_1へのピン止めと書いた事態、S_1にピン止めされたままにとどまっている事態として捉えることができるだろう。ただ、このとき不思議なのは、自閉症の主体が、ただそこにとどまるのではなく、反復、繰り返しを志向することである。このことはおそらく、ジュイッサンスの「安全」な回帰と強く関係している。すこし飛躍することを許してもらうなら、ここでS_1は、おそらく対象aの代わりに、主体を導くものとしての位置に現れているのである。

自閉症者の一部、アスペルガー症候群や高機能自閉症では、主体は言語活動へと入っていく。そうした時、彼らは、言語活動を一つの規則の体系として把握できると信じることで、言語の活動の中に入っているようにも見える。これも、マルヴァルの言う「言語活動を言表行為から切り離そうとする気遣い」の一つと捉えることができるのかもしれない。

こうした特徴は、しばしば彼らの使う言葉の奇妙さとして指摘される。しかし、この特徴が、文学の高みにまで高められることがあることを、ルフォール夫妻は、自閉症的構造の広がりとして、次のように指摘している。「三〇ヶ月の早期乳幼児自閉症からプルーストの自閉症的構造まで、ポー、パスカル、ドストエフスキーなどを経て広がるひとつの扇の広がりがあるのである」[*15]と。こうした視点をとる時、自閉症スペクトラム障害という言葉、つまりスペクトラムという概念が、構造という点から照らし出されることになる。自閉症的営みが人の営為として、他の人の心を打つこともあるのである。

表現にまで高められるという点では、美術におけるある種の反復表現がもたらす効果についても触れておく必要があるだろう。自閉症者の美術表現が特異な反復で埋められていることはしばしば指摘される。彼らは、単に一つのものへのこだわりという閾を超え、ある種の反復の中で彼らの生を展開している。そうした活動の中で生み出された表現が、しばしば美術表現として現代人の心を捉えるのである。ただ、それがなぜかは、よくわからない。現代という時代そのものが、あるいは、S_1における反復となんらかの関わりをもっているのかもしれない。*16

4 残された課題

ここまで、自閉症を論じるにあたって、その程度という点、そして経過という点にあまり触れないできた。しかし、臨床的には、程度と経過は極めて重要な視点となる。自閉症は、高機能の人のように、さまざまな程度に言語との関係を発展させる。そして、自閉症は、それぞれの生の経過の中で、いくつかの変化の契機を迎える。例えば、六歳とか七歳の時点で、言語との関係を変えるという事態、思春期を迎え、独特の問題点に遭遇し、病態を大きく変容させるといった契機である。逆に、自閉症的安定から精神病的な崩れに至る症例もあるだろう。自閉症から精神病への経路は理論的には決して閉ざされた経路ではない。

こうした経過に関する問題についても、ラカンの理論は詳細に論ずることを可能にしているように思われる。

経過という問題は、治療的対応という点とも強く結びついている。本章では、ラカン派の治療実践に触れることはできなかったが、一部のラカン派の実践では、自閉症という事態にある主体に、シニフィアンとの接触の機会、つまりそこに動きをもたらす機会をさまざまな形で用意するような試みが行われている。私自身が実践していることではないため論じなかったが、そうした実践について伝える論集もある。[*17] 参考にされたい。

文献

＊1 鈴木國文「自閉症スペクトラム障害の思春期、統合失調症の発症——インファンティアと言語活動」（鈴木國文、内海健、清水光恵編『発達障害の精神病理Ⅰ』星和書店、二〇一八年所収）

＊2 Lacan J.: *Séminaire livre III*, les Psychoses, Seuil, Paris, 1981.（小出浩之、鈴木國文、川津芳照、笠原嘉訳『精神病』上・下、岩波書店、一九八七年）

＊3 Lacan J.: D'une question préliminaire à tout traitement possible de la psychose, in *Ecrits*, p.531-583, Seuil, Paris, 1966.

＊4 Lacan J.: *Séminaire livre XXIII*, Sinthôme, Seuil, Paris, 2005.

＊5 Miller J-A.: La psychose ordinaire, La convention d'Antibe. Seuil, Paris, 1999.

＊6 Lebrun J.-P.: *la Perversion ordinaire, Vivre ensembme sans autrui*, p.122, Denoël, 2007.

＊7 Lacan J.: *Séminaire livre I, Les écrits techniques de Freud*, Seuil, Paris, 1975.（小出浩之、小川豊昭、小川周二、笠原嘉訳『フロイトの技法論』上、岩波書店、一九九一年）

＊8 Lefort R. Lefort R.: Naissance de l'Autre; Deux psychoanalyses: Nadia,13 mois et Mair-Françoise, 30 mois, Seuil, Paris, 1980.

＊9 Lefort R. Lefort R.: *la Disinction de l'autisme*, Seuil, coll. Champ Freudien, Paris, 2003.

＊10 Miller J. Ed.: *L'avenir de l'autisme avec Rosine et Robert Lefort*, Navarin, Paris, 2010.

＊11 Miller J-A.: Schizophrénie et paranoia, *Quarto*, no.10, février, 1983.

＊12 Roland E.: *La bataille de l'autisme*, Navarin, Paris, 2012.

＊13 鈴木國文「広汎性発達障害概念が統合失調症の病理学にもたらしたもの――「infantia」概念を通して見る精神活動」鈴木國文（『精神病理学から何が見えるか』批評社、二〇一四年所収）

＊14 Maleval J-C., *L'autiste et sa voix*, p. 249, Seuil, Paris, 2009.

＊15 Lefort R. Lefort R.: *la Distinction de l'autisme*, p.181, Seuil, coll. Champ Freudien, Paris, 2003.

＊16 鈴木國文『同時代の精神病理――ポリフォニーとしてのモダンをどう生きるか』中山書店、二〇一四年

＊17 Bruno de Halleux ed.: *Quelque chose à dire à l'enfant autiste: Pratique à plusieurs à l'Antenne 110*, Editions Michèle, Paris, 2011.

第9章　自閉症スペクトラム障害と思春期——成人の精神科医療の立場から

1　成人精神科臨床と自閉症

もっぱら成人を対象としている精神科医が、臨床場面で自閉症スペクトラム障害の患者を診る場合、単に自閉症スペクトラムそのものの病態が問題となっていることよりも他の臨床上の問題を呈していることの方が多いだろう。例えば、抑うつ的になっていたり、妄想類似の症状を呈していたり、こだわりをひどく強めていたり、場合によっては、問題行動が理由で事例化していることもあるだろう。

この章では、自閉症スペクトラム障害の患者がそのようなさまざまな臨床上の問題を呈する場合、精神病理学的には、いったいどのような動きがあるのかについて考えておきたいと思う。ただ、問題の全域に触れようとすると、いきおい議論が散漫になるため、ここでは論じる時期を思春期に絞り、その時点において彼らに何が起きているのかを考えてみることにしたい。

ここでの議論の前提となっているのは、自閉症スペクトラム障害という病態が決して固定的なものではなく、発達のさまざまな段階である程度変化し、しかもある種の力動、つまり欲望のあり方の変容を伴って変化するという点である。この障害については、先天的側面が強調され、成人を扱う精神科医においてはとりわけ、その病態は固定的で年齢によって大きな変化はないと考えられがちである。しかし、この病態が年齢により多様な病態変化を来たすことは、今日、さまざまな視点から指摘されている。特に思春期から青年期にかけて、自閉症スペクトラム障害の人たちが大きな変化を示し、特有の困難に遭遇することは、彼らの支援を考える上でぜひとも念頭に置いておかなくてはならない事柄である。

2　思春期の困難とふたつの穴

便宜的に、彼らが思春期に抱える問題を「外的な問題」と「内的な問題」というふたつの極に分けておこうと思う。「外的な問題」とは、例えば、周囲からのいじめとか、指導的立場の人に自分のやり方を否定されるといった出来事であり、これは一般に彼らの「独我論的」世界を打ち砕く他者と出会うことによって引き起こされる。それに対し、「内的な問題」とは、特に明確な外的要因なく、彼ら自身が「これでいいのか」といった疑問を抱く変化である。例えば、それまで、世界は合理的法則に則って機能していると確信し、疑わないできた人が、外的要因なく、「非合理」な事柄の可能性に思いを巡らし始める。それまで浮かぶこともなかったこうした疑問は、自閉症的傾向をもつ人たちにとって時に思いのほか危機をもたらす。それまでと同じようなやり方では事を済ましていけなくなり、脆さを抱えこむのである。

前者はいわば「世界にあいた穴」とでも呼びうるものである。おそらく、自閉症スペクトラム障害の人たちは、どの年齢においても、彼らの「独我論的」世界を打ち砕く他者とさまざまな場面で出会っているのであろう。そうした他者について、彼らは通常、無視するという対処の仕方で大きな影響を受けることなく過ごしている。しかし、思春期においては、しばしばこれらの他者が彼らの「独我論的世界」に深甚な破綻をもたらすことになる。おそらく、体験世界の急激な拡大、出会う他者の数の急激な増加、動き始める性的関心の増大など、いくつかの思春期要因がこうした他者の意味をそれまでとは大きく異なるものにしているのだろう。彼らの特性を無視して世界のコードを押しつけてくる他者によって、彼らは「独我論的」世界に穴があくのを経験する。世界に穴があき、それを修復できないまま、彼らの生はそこで足踏みを始めるのである。

この「世界にあいた穴」を前に、彼らは、世界に対する把握をなんとしても立て直す必要に迫られ、さまざまな方法を使う。ある人は、人々を血液型と県民性による複雑な分類によって分け、対応の仕方を決めようとした。また、ある人は、星座の体系でその日にすべきことを割り出そうと試みていた。このように「象徴体系」を独自の仕方で利用することによってなんとか世界を把握しようとする例は少なくない。しかし、この「象徴体系の独自の使用による世界把握の再建」は、うまく機能することもあるが、たいていの場合は不毛な思考の反復へと彼らを導いてしまう。これが有効に働かないのは、こうした対処方法において「他者への顧慮」という契機がまったく機能していないからである。

また、「世界にあいた穴」を前に、被害的色彩の妄想様観念を発展させる場合もある。この「妄想的な把握」は「象徴体系の独自の使用による世界把握の再建」とは次元を異にするものなのであろう。「象徴体系の独自の使用……」が能動的、積極的なものであるのに対し、「妄想的な把握」においては、妄想特有のあり方、つまり「被る」という性格を多少とも帯びる。この「妄想的な把握」は、例えば「道行く車が自分を監視している」など、統合失調症の妄想と酷似したものへと発展しうるが、しかし、この場合の妄想は統合失調症の妄想とは本質的に異なるもののように思われる。その違いの眼目は、自閉症スペクトラム障害の場合、妄想発展の前提として「世界が謎化する」という契機が明確に認められることである。いわば彼らの「妄想的な把握」はその謎に対する答えなのである。それに対して、統合失調症の妄想においては、妄想という答えはいわば「問い」に先行して現れる。つまり、「問い」という契機が見えないことが多い。

「内的な問題」の方に目を転じてみよう。「侵襲的な他者」との出会いによって「世界に穴があく」という事態がある一方で、「世界に」ではなく、「主体の内側に」ある種の穴が自生的に生ずることがある。それは、それまで、自足的あり方によって疑問をもつこともなかった自身の内側に、なんらかの疑問が生じる事態である。例えば、それは「人が死ぬというのはどういうことか」とか「原理上、予測できないことがあるというのはどういうことか」といった、一種の哲学上の疑問のような形で現れる。それまでは考えることさえなかった疑問が現れ、心にひとつの穴をあける。この「心にあいた穴」は、しばしば、「これではいけない」という焦燥感を生む。しかし、この穴は決して具体的他者との関係で現れるのではなく、「自閉的」あり方のいわば自壊のような仕方で出現するため、ここでの焦燥感はほとんどの場合きわめて漠然としたものとなる。むしろ、この「心にあいた穴」が具体的他者との関わりの中で問われていないこと、いわば「心にあいた穴」が「世界にあいた穴」とまったく連関をもたずに出現することこそが、主体に特異な困難をもたらすのであろう。対応物としての具体的な「世界の穴」を欠いたまま、内に穴を抱えてしまうことは、彼らに時にきわめて特異な、そして——逆説的に——具体的な行動上の変化をもたらす。さまざまな行動上の問題はしばしばこうした「心にあいた穴」の経験に呼応して起きてくる。

3　穴と視線触発

以上のような思春期における「ふたつの穴」の体験は、幼児期における「他者の視線への気づき」という契機と強い関わりをもっているのではないかと、私は考えている。[*1]

自閉症者との臨床経験をもとに『自閉症の現象学』[*2]という示唆に富む一書を書いた哲学者、村上靖彦は、「視線触発」という言葉で、幼児が「他者の視線に気づく」経験について取り上げている。幼児は、どこかの時点で他者の「視線」に気づき、他者の意図とともに生きる世界へと導かれるのである。

定型発達の子どもは生まれてすぐに相手の表情に反応する。村上の記述を引いておこう。「定型発達の人間はそもそもまなざしのやり取り、スキンシップ、呼びかけに貫かれた生物なのであり、このやりとりが発達構造に組み込まれ、その後の経験を支えることになる。」こう書いた上で、村上は「視線触発」を、次のようなものとして規定している。「(1)こちらに向かってくる視線や呼び声・接触のベクトルの直接的な体験であり、(2)感性的体験に浸透するが、それ自体は感性とは異なる次元で(3)自我や他者の存在が認識されるに先立って作動している」と。視線は「世界の穴」として主体を触発してくるのである。

定型と言われる発達過程を経た私たちにとっては、「視線」、つまり「他者の意図」というもののない世界、純粋に感覚だけの世界を想像することは難しい。しかし、自閉症の人自身が書いたいくつかの自伝は、子どもの彼らが最初に生きていた世界がどのような世界であったのかを教えてくれる。そこには「他者の視線」がないのである。たとえば、ウィンディ・ローソン[*3]はこんなエピソードを記している。「八歳の誕生日に、真新しい自転車をもらったことはよく覚えている。赤い自転車で、銀色の泥よけがついていた。私は誕生日のごちそうにも、パーティーにも、気づいていなかった。誕生日がうれしかった記憶もない。でも、あの泥よけだけは、はっきりと覚えている。(…)私は自転車をひっくり返し、車輪を回して、回して、回し続けた。銀色の泥よけの放つ光は永遠に続くかと思えた。(…)誰かのことばや動きでこの実感を断ち切られると、たまらないくらいいらだち、腹が立った。」こうした表現からもわかるように、自閉症者の自足した世界は彼らにとって必ずしも欠損ではない。それは、ある種の美しさと充足感をもった世界なのである。

しかし、「自閉症圏」の人たちの一部は、その後、彼らなりの仕方で「視線触発」に開かれ、「他者の意図」を体験することになる。特に、言葉を獲得し、普通の知能を発達させるアスペルガー症候群の子どもたちはなんらかの仕方で「視線触発」へと開かれていると考えるべきだろう。なかでも、将来、自伝を書くことになる自閉症圏の人たちは、その契機を明確な体験として記憶しているようである。『他の誰かになりたかった』[*4]の著者、藤家寛子はその著書の冒頭をこんなエピソードで書き始めている。「あれは、小学校二年生の時だったと思います。お稽古事の帰りが普段よりすこし遅れたので、私は薄暗くなった帰り道を、かなり動揺しながら帰っていました。(…)信号機の前で足止めを食うことになってしまいました。(…)ふと後ろを振り返ると、明かりのついた民家がありました。そして私は、薄いカーテン越しに見てしまったのです。中に人がいるのを。壁があるのを。部屋があるのを。家具が置いてあるのを。(…)中に人がいるという現実は、私の世界を大きくゆすぶりました。そんなこと、考えたこともなかったのですから。私は知らなかったのです。物事には「内側」があるということを」。この時、藤家が体験した驚愕は、おそらく「視線触発」に開かれる時の感覚に近いだろう。アスペルガー症候群の人たちは、幼児期のどこかの時点で「視線触発」に開かれ、その後、世界への関わり方を変えるのである。

しかし、彼らは彼らなりの戦略を組むことによって、例えば、ある人は「他者の意図」に関し独自の理論を見いだすことで、あるいは、ある人は「他者の意図」を避けて通る方法を模索することで、また、ある人は「特定の他者」に強く愛着を示すことによって、彼ら独自の世界を構築する。それは視線へと開かれながら、自らの世界へと閉じようとする矛盾したあり方と言っていい。例えば、先の藤家寛子[*4]は、物語の登場人物セーラになりきることで、子ども時代のいくつかの困難を乗り越えている。アスペルガー症候群の人は、子ども時代を多かれ少なかれそうした矛盾したあり方で過ごす。あるいは、子ども時代とはそうしたあり方を許してくれる時代と言ってもいいだろう。

定型的な発達では、むしろ、人はそもそも「穴のあいた世界」へと生まれ落ちてくると考えた方が正しいのだろう。ほとんどの乳児が、生まれて間もなく相手の表情に反応し、やがて、他者の視線に特異的に反応するようになる。この視線への反応がどこかの時点で特異な意味をもつようになるのである。つまり、どこかの時点で、視線の背後に「他者の意図」を読み取ることになるのである。

「視線触発」をめぐるこうした展開は、バロン゠コーエン[*5]が『自閉症マインド・ブラインドネス』において論じているプロセス、つまり、「意図検出器ＩＤ」「視線検出器ＥＤＤ」が「注意共有のメカニズム（Shared Attention Mechanism, ＳＡＭ）」を成立させ、それが「心の理論の仕組みＴｏＭＭ（Theory of Mind Mechanism）」、すなわち「他者の意図を読み取る仕組み」の前提となる、という議論と強い関係があるだろう。バロン゠コーエンによれば、自閉症児のあるサブグループはＳＡＭに問題があり、そしてＴｏＭＭを獲得することができない。それに対し、自閉症の別のサブグループは、ＳＡＭを獲得していながら、ＴｏＭＭを獲得することができない段階にあると言う。後者のグループのあり方は、一旦は視線へと開かれながら自らの世界へと閉じる矛盾したあり方と重なるだろう。

ＳＡＭの成立が言語の獲得と強い関係があることを考えれば、「視線触発」が人を言語へと結ぶ契機でもあることは大いに考えられることだろう。言語を発達させるアスペルガー症候群の人々は、おそらくなんらかの仕方で一旦は「視線触発」へと開かれる。彼らは「視線触発」を感知しながら、それを「他者の意図」の読解へと十分に結べないままに、子ども時代を送るのである。ある人は、「視線」を感じて、それを怖いと感じ、避ける方向へと進む、また、ある人は「視線」を感じ、その背後にある「他者の意図」を、他の契機から読み取った情報で解析し、「他者の意図」の読解の不十分さを補って生活する。しかし、いずれにしてもそこでは、「他者への顧慮」が有効に機能していない。

4　幼児期におけるふたつの穴と思春期の困難

定型的な発達を遂げる子どもは人生のごく早期に、村上が「視線触発」と呼んでいるものへと開かれ、「視線」を特別なものとして感得する。しかし、これが、特別なものとして感得されるためには、乳児の中に「ある欠如」があることが前提となる。「ある欠如」、すなわち「内にあいた穴」

である。この欠如があるからこそ、外部に何かを求めるという契機が起こる。あるいは、内部は外部の何かへと開かれたものとなる。この「内にあいた穴」は、精神分析が「原不安」として捉えてきたものと強く関係している。

この段階において、「内部」とか「外部」とか、内外の区別を前提とするような言葉を用いること自体、あるいは誤りなのかもしれない。実際に生じるのは、ふたつの点の間のベクトルだけなのだろう。それが外から内という方向性として強調された時、「視線触発」という形に見える。内から外という方向性が強調されるなら、それはおそらく「志向性」とでも言うべきものとして感得されるのだろう。

外部にある「視線」という穴と内部にある「不安」という穴とは、定型的な発達においては、ふたつの契機として連動し、さまざまな欲望と対象の世界を織り上げていく。主体と対象という言い方ができるようになるのは、このふたつの契機の連動がある時である。ふたつの契機が連動する動きは、人間精神に弁証法と呼ばれる力動をもたらすことになる。「他者への顧慮」が有効に機能するということは、この連動が機能しているということである。

思春期において、視線が新たに特別な意味をもち始めることは、対人恐怖、思春期妄想症、さらには統合失調症の病前における「注察感」の過剰な高まりなどの現象を考えれば容易に想像することができるだろう。もちろん、そのような病態のことなど考えなくとも、通常の思春期の体験においても視線は特別な重要性をもっている。

思春期とは、おそらく子どもなりに作り上げてきた世界にもう一度穴があく時期なのである。あるいは、世界にあいている穴が、もう一度、強調される時と言ってもいいかもしれない。視線が、もう一度、強調されて現れるのである。同時に、自らの内にある欠如もまた、ある種の禍々しさをもって動き始める。それが、思春期における不安の高まりである。

5　思春期の自閉症スペクトラム障害の支援のために

先の段落で「もう一度」という言葉を繰り返し強調したことには大きな意味がある。幼児期において、視線を、内なる欠如との連動において、欲望を構築する契機としえた経験があることが、思春期において大きな重要性をもってくるからである。定型的に発達した人は、思春期における新たな穴の経験において、世界を更新し、世界の新たな把握を築く装置を幼児期にすでに一旦手にしているのである。

「視線触発」を世界にあいた穴ととらえるならば、アスペルガー症候群の子どもたちは、一旦、世界に穴があきながら、それをなんらかの仕方で閉じてしまった子どもたちと言えるのかもしれない。あるいは、不安という「心にあいた穴」が「世界にあいた穴」と連動することなく、世界を築き上げた子どもたち、という言い方もできるのかもしれない。そのような仕方で生きてきた彼らに、思春期においてもう一度、ふたつの穴が現れるのである。

おそらく、そのふたつの穴が連動してくれないこと、このことこそが自閉症スペクトラム障害の人たちの一部にとって、特有の困難を生むことになっているのであろう。

こうしたメカニズムに着目することは、思春期における自閉症スペクトラム障害の人たちに対する支援を考える上で、なんらかのヒントをもたらしてくれるように思われる。

文献

＊1 鈴木國文『同時代の精神病理——ポリフォニーとしてのモダンをどう生きるか』中山書店、二〇一四年

＊2 村上靖彦『自閉症の現象学』勁草書房、二〇〇八年

＊3 Lawson W.: *Life behind Glass; a Personal Account of Autism Spectrum Disorder*, Southern Cross University Press, Australia.（ニキ・リンコ訳『私の障害、私の個性。』花風社、二〇〇一年）

＊4 藤家寛子『他の誰かになりたかった——多重人格から目覚めた自閉の少女の手記』花風社、二〇〇四年

＊5 Baron-Cohen S.: *Mindblindness*, 1995, Massachusetts Institute of Technology.（長野敬、長畑正道、今野義孝訳『自閉症とマインド・ブラインドネス』青土社、二〇〇二年）

IV

精神病理学の結び目

第10章　精神の病理、責任の主体 ――社会の変容と病態の変化を踏まえて

1　倫理と責任能力

最初に、医療観察法において問題となるような「触法行為」と「責任」の性質についてすこし触れておきたいと思う。

責任能力が問題となるのは、一般に、「善悪を判断する能力及び善悪判断に従って行動する能力の双方又はその一方を失った状態にある場合」である。

医療観察法において問題となっている行為は、殺人、傷害、放火などの重犯罪である。だから、ここでの「善悪を判断する能力」というのは「法律を知っているか」というような次元の問題ではありえない。ここでの判断は、いわばほとんど自明の事柄、通常なら、誰もが悪とするような事柄なのである。Ａという行為をするか、しないかという岐路に立ったとき、Ａが悪であるということを、ほぼ反射的に感得できるような事柄が問題になっていると考えていいだろう。

しかし、では、一般に、「人はなぜ、それが悪だとわかるのか」と問うてみると、この問いに答

えることは決して容易ではない。いったい、人はこの判断能力をどこで獲得するのだろうか。

いま、「獲得する」と書いた。しかし、人は、むしろ、この能力を獲得するのではなく、人間としてのプログラムの中にすでに刻印されているのではないかと考えたくなるほど、これは基本的な事柄である。だからと言って、本能として知っているという質のものでもない。つまり、生物学的に知っているといった事柄とも明らかに次元を異にしている。

倫理的行為というものは、よく考えると、極めて不思議なものである。例えば、「渇きの中で仲間に水を与える」というような行為は、生物学的因果性を超えた選択である。身体感覚に従うならば、むしろしない方が自然なのだが、人は時にそうする、しかも、考えることなく反射的にそうする。倫理的次元では、そういう性質の行為が出現するわけである。

この次元のことを考えるために、近代の始まりに位置するいささか古い思索に立ち戻っておこうと思う。カントの『実践理性批判』[1]における思索である。カントは、倫理の次元の特異性という問題を問うて、「自然の法則」と「自由の法則」という区分を設けている。「自然の法則」とは因果律のことであり、「喉が渇くから水を飲む」というのも「自然の法則」に従った因果連関である。カントはこの「自然の法則」を離れたところにあるのが「自由の法則」だと言う。この区分で言えば、倫理的判断こそ、とりわけ「自由の法則」に属するものということになる。

カントは、倫理的判断について、それはおのれの幸福であれ、他者の幸福であれ、幸福を根拠にして導くことはできない、つまり快・不快の原則からは決して導かれないと言う。そして、倫理的判断は、内容によってではなく純粋に形式的にのみ規定される判断だと言う。よく知られたカントの定言命法、「君の意志の格律（マキシム）が、いつでも同時に普遍的立法の原理として妥当するように行為せよ」はこの論立てから生まれたものである。つまり、倫理とは、こうした定言命法としてしか示されないと言うのだ。この倫理の定義は、実は何も内容を規定していない。ただ、あたかも同語反復のように、行為が社会に沿うように行為せよと言っているだけなのである。しかし、この定義は、人間を「自分の決定が普遍的立法の原理（＝社会の法）と一致するように動け」という〈声〉へと開かれた存在として規定しているという点で、実は、決定的な一歩を画するものであった。なんの強制もなく、なんの自然的原因（快）もなく、そうした〈声〉へと開かれているものとして、人間の精神を規定しているのだ。

カントにおいては、自由とは決して「規則に縛られることなく思うように振る舞う」というようなことではない。むしろ、「自由」とは、自然の法則（そこには、本能的な法則も含まれる）から離れ、普遍的立法の原理に沿うよう、行為することができることなのである。人は、自由に振る舞う時にこそ、倫理上の判断へと開かれているのだ。

2　統合失調症と責任

統合失調症の触法行為において責任能力の有無が問題になる時、主に二つの病態が関わっている。

病的体験と妄想の二つである。

作為体験や命令性幻聴において、これらの体験が、主体の判断に先行していることは臨床上よく経験することである。作為体験においても命令性幻聴においても、主体が判断する以前に、ある考えが強い現実性をもって主体に生じているのである。これは、「私が○○を考える」という時の「私」そのものが侵されているという表現がまさに適切な体験なのである。ここでは、安永がパターンの逆転と呼んだ事態が起きているのだ。

一方、妄想は「誤った確信」とよく言われるが、妄想とはまさに形式の問題であって、事実に沿っているか否かという内容の問題ではない。統合失調症の妄想的確信では、その確信が、いわば「現実よりリアリティー」をもつ形式で、本人に与えられていることが特徴である。「問いよりも先に答えが与えられている」と言ってもいいだろう。これは問いの末に答えが現れる、他の疾患における一部の妄想とは異なる特筆すべき特徴である。例えば、退行期精神病に嫉妬妄想が現れる場合には、確信の前に「夫はあの人と関係があるのではないか」といった具体的な問いが先行することが多い。しかし、統合失調症の妄想では、答え、例えば「母はアンドロメダから送られてきた殺し屋だ」が唐突にやって来る。統合失調症の患者は、答えを演繹するのではなく、答え、それも「妄想的な答え」を被っていると言ってもいいだろう。

精神医学は、二〇世紀初頭以来、統合失調症のこうしたあり方を取り出し、司法に示してきた。こうした場合には、主体に自由はないと指摘してきたのである。そして、司法はこれを受けて、心神喪失と言い、刑罰の対象というよりは治療の対象であると判断してきた。この判断の場合、比較的納得しやすい判断と言えるだろう。

3　ある触法行為

ここで、広汎性発達障害の病理が関与していると考えられる触法行為の一例を取り上げておこうと思う。事件当時の報道記事やその後出版された書籍[*2*3*4]などをもとに構成した殺人事件の例である。この例には、本書第7章（事例C）をはじめ、他稿でも何度か触れている。[*5*6]

この事例は、見ず知らずの老婦人を極めて残虐な手段で殺害し、一日さ迷った後、自ら警察に出頭して、逮捕されている。逮捕後、取り調べ官に対して「人を殺す経験がしたかった」あるいは「退屈になったから事件を起こした」と語り、翌朝の新聞に「動機なき殺人」「経験殺人」などの見出しが並んだ。行為の動機がまったく理解できない事例として世を驚愕させたのである。

彼は、理科系科目を得意とする高校生で、どう行動すべきかについて、合理的、功利的事柄に関する限り、よく理解していた。倫理的な事柄についても、事件まではなんら問題を露呈させることなく暮らしていた。その彼が、この事件に先行するある時期、「偶然」とは何か――彼は友人とマージャンをする中でこの疑問を抱いた――とか、死とはどういうことか――立て続けに起こった知人の死を契機に彼はこの疑問へと至った――といった問いを、繰り返し考えるようになっていた。

彼にとって、合理的、功利的事柄の向こう側、「わかることの向こう側」でどう行動すればいいのかという点は、大きな謎だったのだ。しかし、こうした問いは、日常生活の中ではかき消されていた。ただ、「暇」になるとしばしばそれが浮上したのだという。その浮上の線上に、「退屈だから人を殺した」という彼の「行為への移行」が出来することになる。

4 自由という淵

「人を殺す経験がしたかった」、あるいは「退屈になったから事件を起こした」というこの述懐は、殺人の「動機」という点からすれば全く理解不能なものである。しかし、ここで起きていることを理解するためには、この少年にとって、このことが、ある事態の布置の中で、彼の言葉通りの仕方で到来したと考えてみることが必要なのかもしれない。彼が動機についてそう語る時の「傲然さ」は、むしろそれが彼にとってある種の必然的帰結だったと思わせるものがある。「人を殺す経験」をしてみること、そして、「退屈」になったから実行に及んだということが、この事例にとってある「必然的」な力をもって継起したと考えてみることが、事の理解にとって必要なのかもしれない。

合理的、功利的事柄について、どう行動しなければならないか、彼にもそれなりに理解できていた。彼にとって解らなかったのは、合理的な事柄、功利的事柄の向こう側で、どう行動しなければならないかという点だったのだ。つまり「わかることの向こう側」である。重要なのは、この点が、カントにおいても、「自由」と「倫理」という問題が現れる限界点であったということである。つまり、「自然の法則」ではなく、「自由の法則」の領野である。おそらく、「自由」と「倫理」という問題は、彼には全く手に負えないところのものだったのだろう。彼が「退屈」という言葉で表しているのは、「わかることの向こう側に関する疑問が露わになる」ことだと翻訳することができるのかもしれない。そう翻訳することで、この「退屈」が、日常からの唐突な離反を引き起こし、彼をあの不可解な行為へと導いたのだとすれば、それはある程度理解できる経過である。誤解を恐れずに言うなら、彼は、この行為を、逆説的な意味で、倫理的とすら言えるようなトーンをもって遂行している。あたかも、ひとつの試練を遂行するかのような姿勢でこの行為へと進んでいるのである。

「自由に行動しろ」あるいは「倫理的に行動しろ」という課題が、なんの指針もなくつきつけられる事態、この事態が、広汎性発達障害の一部にとって、深甚な脆弱性を露呈させる機会となることを、ここに見ないわけにはいかないだろう。

おそらく、通常なら、なんということもなく獲得する「自由」と「社会」との通路を欠いたまま、思春期を迎える事例があるのだ。彼らは発達上、「自由」と「社会」とを結ぶ通路を形成することができないまま、ある種の超越性と直面し、「自然の法則」を越えた向こう側を垣間見ることになる。そしておそらく、その時、死というテーマが特に強い切迫感を伴って現れるのであろう。

このあたりの病理に関する詳細な議論に立ち入ることはここでは避けるが、二〇〇〇年以降、このような連関を考えないと理解できない犯罪の事例が少なからず起きていていることは間違いないだろう。

5 カントの自由、ラカンの「Che vuoi?」

カントの定言命法「君の意志の格律（マキシム）が、いつでも同時に普遍的立法の原理として妥当するように行為せよ」は、当然ながら形式的な極であって、人が行動する際に、いつも行動の根拠となっているわけではない。むしろ人は、さまざまな感性的（パトローギッシュ）な傾向性（快・不快の判断）をもって生きながら、他方で道徳律を極にもち、その裂け目の中で――いわば適当に――生活しているのだ。個々の人の自然は、むしろパトローギッシュ（感性的）な自然に従う感性的自然性として形成されていながら、それでも人は、道徳律への顧慮をもち続けている。道徳律の〈声〉へと開かれていること、つまり「自然の法則」と「自由の法則」の裂け目を内にもっていることは、社会というものに生きる「近代」の人間の前提だったとも言えるだろう。

我々の臨床上の問いに戻るなら、ＡＳＤが示す「社会性の障害」は、カントの「自由」の次元への開けとの関わりで、なんらかの困難を示しているように見える。こうした点についてさらに詳しく論ずるために、ラカンの論考を取り上げておくことは無駄ではないだろう。

ラカン[*7]は、カントとサドを並べることで、カントの定言命法、すなわち「自由」への開けについて、「よくよく見れば、道徳律とは純然たる欲望にすぎない」と看破している。ラカンのこの指摘、すべての快、欲から離れた形式的判断であるはずのカントの定言命法が、実は、欲望だというラカンのこの指摘は、いったい何を言わんとしているのか。それを理解するためには、ラカンの欲望概念が、欲求という概念から截然と切り離されたところにあるものであること、つまり、欲求からは決して説明しえない、「剰余」に関わる概念であることを理解しておく必要があるだろう。欲望は決して満たされることなく、また、満たされないままに対象a（すなわち剰余）をめぐる。『快原則の彼岸』[*8]においてフロイトが行っている議論も、まさにこの地平に関わる事柄なのである。

カントの自由の概念が示す地平とラカンの欲望概念がめぐる地平とを結ぶために、本書第三章でも取り上げた、ラカンの「Che vuoi? (汝、何を欲するか?)[*9]」という用語にもう一度、触れておこう。

ラカンの理論において、この「Che vuoi?」という声はどこから聞こえるのか。その声は、まず、生起しようとしている主体の、その「裂け目」の中に浮かぶ。ラカンは裂開という言葉も使っている。幼若で無力なものとしてこの世に落ちた主体の「裂け目」に、この声が呟きとして浮かぶのである。「Che vuoi?」。それに対して〈他者〉は何も答えない。何も答えないという「謎」を前に、ひとつの逆説的な謎が現れる。「何も答えないことによって〈他者〉は何が欲しいと言っているのか?」。生起せんとしている主体は、〈他者〉が「何も答えないこと」を「〈私〉の欲望を言い当てよ」という謎と解釈するのである。そして、主体は、何も答えない〈他者〉の前で、彼が想定した〈他者〉の欲望を、自身の欲望とすることで、自身の欲望をもつことになる。ラカンの理論で、「欲望は〈他者〉の欲望である」というのはそういうことである。主体というものがあって、それが欲望を抱くのではない。むしろ、何も答えない〈他者〉を前に、「声」が現れる時、それに応じて欲望の主体として、主体が生起するのである。

ラカンの理論で、倫理の次元が出現するのはここである。何も答えない〈他者〉の声を聞くこと、それによって倫理の次元が開かれる。これはカントにおける「君の意志の格律がいつでも同時に普遍妁立法の原理として妥当するように行為せよ」という定言命法が拓く地平と同じである。いずれも、内容については何も言っていないのだ。

ラカンの論とカントの倫理概念との関わりについてとりわけ深く考察したのはA・ジュパンチッチである。彼女は、その著書『リアルの倫理——カントとラカン』[*10]に、次のように書いている。「「欲望とは〈他者〉の欲望である」という命題は、欲望の問題がはじめて立ち上がる場所としての〈他者〉を要請しているのみである。つまり、〈他者〉の欲望がどこかに存在しており、主体がこれを察知し、己の欲望のモデルにすればいい、などということはないのである。カントの道徳律についても同じである——主体は、道徳律が何を望んでいるのかを知らない。ここにカントとラカンの接点がある。法とは知られざるものの法である——これこそ、その名に値するあらゆる倫理の命題である。」

「どうすべきか」に関し、なんの答えのないものへと開かれることによって、欲望の次元が開かれ、そのことによって主体は生起する。実は、ここに主体と社会との関係の祖型がある。答えのない裂開へと開かれることで、主体は生起し、言語活動へと導かれるのだが、おそらく、ＡＳＤの人たちはそこでこそ、なんらかの困難と出会っているのである。

先の触法事例で、第7章で取り上げた発言、「相手に悪いとは思わないか」という問いへの彼の答えの奇異さは、通常期待される倫理的次元への顧慮のなさに由来するものだが、この顧慮は、カントの言う自由の次元、ラカンの言う欲望（対象ａ）の次元への開けとして捉えることのできるものである。彼は、おそらく、そこへと開かれてあることを、自身の生活の中で維持できなかったが故に、死とは何かという謎にあの特異な行為をもって臨んでしまった。そしてまた、そこへと開かれてあることを維持できなかったが故に、その行為を説明する際、罪責感を示す言葉を紡ぎ出すことができなかったのだと考えることはできないだろうか。

6　自由と責任

ＡＳＤの病理において、発達上のどこかで書き込まれるべきプログラムが書き込まれていないとするならば、これは確かに病気である。では責任についてはどう考えるべきなのだろうか。その点を論じる前提として、自由と責任、さらに刑罰という問題についてすこし考えておく必要があるだろう。

倫理の問題を「自然の法則」ではなく、「自由の法則」の問題として捉えるのがカントの提言であった。神からの禁止によって、神の命令を通して禁じられていたものを、個人の主体が引き受けることが、そもそも近代の個人の自由というものだったと考えることができるだろう。おそらく、統合失調症という病態では、このこと自体が侵されている。

犯罪行為は、そうした自由という背景のもとで、主体がある行為を選択することによって起こるものである。通常、人は考えなくても罪を犯さずに済んでいる。何が善で何が悪かを知っているからである。しかし、なんらかの状況布置のもとで、悪と言われるある行為の選択へと至り、その行為が社会によって罪と認識された時、責任が問われ、罰が与えられることになる。

では、罰とは、素朴に考えられているように、罰を与えて犯罪者に損害を与え、それを見せしめとすることで正義を貫徹するためのものなのだろうか。おそらく違う。善悪の判断とは、本来、「罰」を恐れて罪を犯さないようにするといった判断ではない。カントが、倫理は快・不快の法則からは導かれないと言うのはまさにそういうことである。むしろ、罰は、自由の概念を守るべきものとしてあるのだ。

個別の犯罪は、原理上——あくまでも原理上だが——普遍性を主張している。つまり、犯罪は、主体の自由な選択の帰結である行為の正当化を主張していると、司法（つまり社会）によって捉えられるのである。だからこそ、罰という審級が出現することになるのだ。すこしわかりにくい言い方になった。ジジェク[*11]がカントおよびヘーゲルを踏まえて論じているくだりを以下に引こう。私は、このジジェクの立論を踏まえてここでの議論を展開しているのである。

犯罪者は単に共同体の普遍的規範を侵犯した者ではなく、理性的な存在として、彼は同時に、その行為によって、普遍的妥当性たらんとする新たな規範を提起しているのである。（もし彼が盗みを侵したならば、盗む権利を普遍的規範として提起している等々）（…）もちろん、犯罪者は自身が侵犯した法が規定する内容しか意識しておらず、自身の行為を普遍的規範として打ち立てようなどとはまったく思っていない。しかし、ヘーゲルが極めて簡潔な仕方で述べているように、「法の形式が彼を追求し、彼の犯罪にずっと貼りつき続ける。そして、彼の行為は普遍的なものとなる。」（…）司法権力が反応するのは、犯罪者がその行為を通じて統治的法の普遍性を侵犯する新たな普遍的規範を打ち立てるという限りでの犯罪に対してなのである（…）刑罰によって、犯罪者は理性的な存在として認識され、彼の行為の普遍的次元が真剣に取り上げられ、犯罪によって彼自身が打ち立てた規範が犯罪者自身に当てはめられるのである。

つまり、ある行為に対し責任が問われ、罰が与えられるプロセスは、その行為に潜在的に伴う正当性の主張を一旦受け止め、それを否定し、否という言葉とともに差し返す、つまり罰を与えるというプロセスなのである。そうしなければ、社会という「メッセージの体系」が守られないことになる。ジジェクは、罰によって、社会との間に自由の共有が行われ、和解が成立するのだという書き方もしている。

先の事例に戻ろう。彼は、「自然の法則」が有効でなくなるところで、つまり「自由の法則」による判断が必要となるところで、困惑に陥っている。端的に、わからないのだ。しかし、彼は、彼なりの選択へと進んでいる。そして、あたかも倫理的な跳躍をするかのごとき態度で、殺人の行為へと至っている。この選択は、彼にとってある意味で「自由な選択」ではなかったのかもしれない。彼は「こうするしかない」あるいは「これをすることができるか」と、試練に進むかのように行為へと進んでいる。しかし、この行為を前に、これを「自由な選択」として一旦受け止めることが、社会にとっては極めて重要な一線ではなのではないだろうか。「その選択は受け入れられない」と反応すること、すなわち責任を問うことが、社会システムの根幹であり、また、主体にとっても、その後の自由の可能性を確保する上で重要な契機だと思うのだ。そのことによってはじめて、この行為の主体に社会の中の場が与えられる。私たちは、本書第7章で述べた「共に生きる」という前提から、判断しなければならないのだ。もちろん、情状酌量の余地はあるであろう。しかし、それは責任の有無とは、また別の問題である。

7　社会の変化について

最後に、こうした事例がなぜいま増えているかという点に、すこしだけ触れておこう。

広汎性発達障害の概念が社会に浸透し、この病理が医療問題として注目されるようになった時期と、こうした犯罪の増加の時期は同期している。二〇〇〇年ごろが臨界期と考えていいだろう。こうした事例の医療化という出来事と、「自由の法則」を解さないが故の犯罪の増加とは、どこかで同期しているのである。だからと言って私は、決して、こうした事例の医療化が、この種の犯罪の増加と関連していると言いたいわけではない。むしろ、両者の間には、学ばなくてもわかるはずの「自由の法則」そのものの後退という事態が、共通の要因としてあるのではないかと考えているのだ。それは社会の価値観の変化であり、社会そのものの変化である。

それがどのような変化であったかについて、私は、本書で、さまざまな角度から論じてきたつもりである。

文献

＊1　Kant I.: *Kritik der praktischen Vernunft*, 1788.（波多野精一、宮本和吉、篠田英雄訳『実践理性批判』岩波文庫、一九七九年）

＊2　藤井誠二『人を殺してみたかった――愛知県豊川市主婦殺人事件』双葉社、二〇〇一年

＊3　森下香枝『退屈な殺人者』文藝春秋、二〇〇二年

＊4　碓井真史『なぜ「少年」は犯罪に走ったのか』ＫＫベストセラーズ、二〇〇〇年

＊5　鈴木國文「自閉症スペクトラム障害とふたつの穴」（鈴木國文『同時代の精神病理――ポリフォニーとしてのモダンをどう生きるか』中山書店、二〇一四年所収）

＊6　鈴木國文「「社会性の障害」と「共に生きる社会」」（内海健、清水光恵、鈴木國文編『発達障害の精神病理II』星和書店、印刷中所収）

＊7　Lacan J.: Kant avec Sade, *Ecrits*, Seuil, Paris, 1966.

＊8　Freud S.: Jenseits des Lustprinzips. 1920, *G.W.X III*.（須藤訓任訳「快原則の彼岸」『フロイト全集17』岩波書店、二〇〇六年）

＊9　Lacan J.: Subversion du sujet et dialectique du désir dans l 'inconscient freudien, in *Ecrits*, Seuil, Paris, 1966.

＊10　Zupancic A.: *Ethics of the Real: Kant Lacan*. Varso, New York, 2000.（冨樫剛訳『リアルの倫理――カントとラカン』河出書房新社、二〇〇三年）

＊11　Žižek S.: *Le plus sublime des hysteriques-Hegel avec Lacan*, puf, Paris, 2011.（鈴木國文、菅原誠一、古橋忠晃訳『もっとも崇高なヒステリー者』みすず書房、二〇一六年）

第11章

心的因果性と精神療法 ――逆行する二つの時間性

1 精神医学の特殊な事情

本章では、精神医学の中の、精神療法というものの位置づけについて考えておきたいと思う。その前にまず、精神療法について考える前提として、精神医学におけるふたつの特殊な事情について言及しておこう。

ひとつは、精神疾患はいずれも、その原因がほとんどわかっていないという点である。これは医学として極めて特異な事情と言うべきであろう。通常、医学は疾患の原因解明との関係で医学としての足場を築いていく。それに対して、精神医学は、ある疾患について原因が解明されると、その疾患を他の科、特に内科学へと返してきた、とも見えるのである。例えば、「中枢神経の変性梅毒」や「てんかん」などはそうした流れに乗った疾患と言えるだろう。もちろん、てんかんについては、電気現象としての病態は明らかにされてきたとしても、いまだに原因のまったき究明に至ったとは言えず、精神現象との関わりも謎に包まれている。そういう意味ではてんかんはいまも精神医学の対象たる病態と言う方が正確だろう。しかし、いずれにせよ、精神医学は、原因の究明された疾患を手放し、因果性の不明な部分を引き受けてきた。さらに言うなら、「積極的に精神という謎を引き受けてきた」とも言えるのである。このことは、後で「心的因果性」という問題を考える上で極めて重要な点となる。

もうひとつは、精神医学においては、ある精神現象のどこまでを正常とし、どこからを病態とすべきか、その境界が常に曖昧だという点である。例えば、神経症、うつ病など、どこまでが正常でどこからが病態なのか明確に確定しがたいことは誰もが感じていることだろう。統合失調症のように、明確な症状を呈する病態でさえ、正常との境界域は実は曖昧である。昨今のスペクトラムという視点は、そうした事情を強く反映している。さらに、問題を錯綜させているのは、精神現象においては、異常と考えられる現象についてそのメカニズムを探究していくと、それと同じ現象が正常な精神の営みを支える根幹に関わっていることがしばしばあるという点である。例えば、統合失調症における「自明性の喪失」という現象を追っていくと、それが、哲学において方法論的に行われる「現象学的還元」と極めて近いものであることがわかってくるといった事態である。あるいは、神経症におけるメカニズム、例えば強迫観念がいかにして生じるかについて探究していくと、表象と「情動価」の分離というメカニズムが取り出され、この表象と「情動価」の分離という事態が、人間精神そのものの根幹に関わる事態であることがわかってくるというような点である。こうした事情を念頭に置くならば、精神科における治療が、必ずしも異常なものを取り去るという理念に集約しきれないものであることは、容易に想像がつくだろう。

精神医学における以上ふたつの特殊性、すなわち「疾患の原因が不明であること」と「正常と異常の境が明確でないこと」は、必ずしも精神医学の後進性を意味するわけでない。むしろ、そこには、精神現象そのものに内在する特殊な事情が反映されているのである。精神医学が精神現象を対象とする以上、この特殊性を無視することは決してできない。それは、いわば、精神医学に内在する特殊な豊かさなのである。

2　精神障害におけるいくつかの「因果関係」

因果関係として切り出されるいくつかの次元

精神障害について考える時、私たちは次元を異にする複数の因果連関を前にすることになる。

第一に、物質的因果性、生物学レベルでの因果性である。生理学的次元では、脳の特定領域の伝達特性がなんらかの精神現象の原因として捉えられうるであろうし、生化学的次元では、伝達物質の作用として事が探求される。さらには、遺伝子レベルでの因果関係も云々されている。

それに対し、よく心理的次元という言葉で捉えられているのは、「どういうことがあったからどう考えるようになった」といった因果性、例えば、「両親の期待の大きさに押し潰された」というような言説に含まれる因果性である。それは、自身の物語、自身のストーリーとして語られる因果性と言ってもいいだろう。心理的次元の因果性と言われるものは、だいたいそのようなものとして捉えられている。

しかし、ここで留意しておかなくてはならないのは、そうした心理的連鎖としての因果性とは異なる、もう一つの「心的因果性」があるという点である。それは、例えば「手を洗わないではおれない」という強迫症状の形式がいかにして生じるかといった問題を考える際に必要となる「心的因果性」である。これは、PTSDにおけるトラウマのように明示的なものとして捉えることのできる「因果性」ではない。物語の因果性、ストーリーとしての因果性が「意識的過程」であるとすれば、強迫観念の形式を生じさせる「心的因果性」は「無意識的過程」であると言ってもいいだろう。それは、見えない「心的因果性」とでも言うべきものである。

ここで言わんとしていることをすこしでも具体的にするために、「汚言症（ジル・ド・ラ・トゥーレット症候群）」という病態を考えてみよう。教室で「ウンコ！」と言ったり、結婚式で「オシッコ！」と叫んでしまう、あの病態である。おそらく、口に出さずにおれないその「衝動そのもの」には生物学的基盤があるのだろう。それに対し、この現象で汚言症の内容を決定しているのはおそらく歴史的、物語的な因果性であろう。つまり、汚い言葉の中でも「ウンコ」という言葉をなぜ選ぶのかという問題は、歴史的、物語的に決定されているのだろう。しかし、「聖なるもの」と「汚物」という対立の形式そのものは、おそらく無意識的過程、先に言った「心的因果性」によって決定されていると考えられる。ここで挙げた三つの因果性の内、後者のふたつの因果性の違いについて正確に捉えておくことは、精神療法について考える上で決して欠くことのできない点である。

ＰＴＳＤのような事態では、トラウマとなる出来事がある程度明確だが、神経症では通常、原因と症状との連鎖が不明なまま症状が形成される。「心的因果性」とは、例えば、「犬に噛まれて金魚が怖い」というような、ストーリーにならない連鎖がどのようにして起こるか、そういう次元の問題である。このような問題は、フロイトにおいては「メタサイコロジー」という言葉で捉えられていた。サイコロジーに対するメタの関係、心理の構造そのものを決定しているものを問うという意味で「メタサイコロジー」なのである。

気質、性格、人格

精神医学はしばしば気質、性格、人格の三つの概念を分けて扱う。通常、気質は生来的なものを指し、性格はそれに環境が作用して作られた傾向を指す。そして、人格という概念は、それに加えて、理想とか理念というものを軸に作り上げられた「その人のその人らしさ」とでも言うべきものを指すものとして使われる。

気質（temperament）という言葉の語源はラテン語の temperare にあり、これは調合する、混ぜるといった意味をもつ動詞である。人の気質はギリシャ時代から四体液（粘液―落着き、血液―明るさ、胆汁―怒り、黒胆汁―憂うつ）に由来するものとされ、その四要素の配合によって個人の気質は決まると考えられてきた。「調合する、混ぜる（temperare）」という語が気質を表す言葉として使われているのはそのためである。

それに対し、性格（character）という語は、刻みつけられた印、刻印という意味のギリシャ語に由来している。こうした語源を考えれば、気質とそれに対する環境からの影響の両者の総合をこの言葉に意味させているのはきわめて自然と言えるだろう。

一方、人格（personality）という語は、言うまでもなく「ペルソナ」すなわち劇の時に被る仮面に由来する。仮面であるなら、取り外しが可能であって然るべきものだが、人格（personality）というこの語は、むしろ、主体と社会との接触面で析出する「顔（面）」のごときものを指し、そう簡単に取り外しがきかないという印象を与える。この語には、社会への適応という意味合いが込められ、理想、理念などを他者と共有することによって築かれる「その人らしさ」といった含意をもつ。そのため、この語は、主体概念と深く結びついていて、主体にとっての異物性は少ない。もっと言うなら、人格という概念は「主体の自由」と「社会の要請」との接触面において析出する概念と言ってもいいだろう。そして、この析出過程そのものが、きわめて弁証法的なものである。ここで弁証法的と言うのは、社会の要請は主体の自由にとって当然ながらネガティヴなもの、否定的なものとして現れるが、この否定的なものが、正・反という対立構図を超えたなんらかの力によって肯定的なものへと反転し、対立が止揚される時、人格というものの析出の可能性が現れる、という意味においてである。弁証法的な動きによって、社会的要請が主体によって引き受けられた時、その引き受ける主体のあり方として、人格というものが析出すると言ってもいい。あるいは逆に、理想というものの働きがあって、自由と社会の対立という図式が超えられた時、初めて、人格としての主体が析出すると言ってもいいだろう。さらに言うなら、前章で論じたカントの意味での「本来の自由」へと開けているのが人格と考えることもできるだろう。

気質、性格、人格というこの三つの概念を分けて捉えておくことは、精神療法と人格概念との関わりについて考える上で重要である。

3　臨床場面で

ではここで、症例を挙げ、精神療法の可能性について、経過に沿いながら考えていくことにしよう。

症例D　初診時二二歳女性

「食事の後、吐き気がする。時にひどく憂うつになる。他の科ではなんともないと言われた。時々記憶のない時がある」という訴えで来院した社会人一年生の女性である。事務系の会社員の仕事を問題なくこなしているという。

「記憶がない」というのは、例えば「夜中に目が覚めても、翌朝覚えていない。夜間に目が覚めたことは覚えていても、何かを食べたりしていて、そのことを覚えていない」といった現象のことであり、吐き気は就職したころから始まり、ずっと続いているという。さしあたり、診断は「抑うつ」を主訴とした「就労して仕事をこなしている「解離」の症例」ということになろう。

通常、医療においては、患者さんの求めに応じる形で、そして医学上のエビデンスから導かれる判断によって治療方針は決まる。しかし、「神経症」の治療の場合には、そのあたりが曖昧になる。第一に、患者さんの「求め」はほとんどの場合ことば通りのものではなく、また、第二に、神経症の治療について、医療の側にそれほど明確なエビデンスがあるわけではない。治療者の側の状況、患者さんの状況によって、治療上できること、やるべきことが決まってくるというのが現状と言っていいだろう。

特に、「解離」の例では、治療者側の接し方によって、訴えのあり方も症状も異なるものとなることがしばしばある。Dさんの治療においては、数回目の診察で「実は、一年ほど前に友人に「違う人格の時があるから解離ではないか」と言われた。それまでも記憶が抜けることがあることはわかっていたけれど、別人格があると考えたことはなかった」と語られている。また、治療開始後二ヶ月の時、「一年前からインターネット上のＳＮＳで、意外な反応があり、詳しくたどってみても、自分自身が記憶のない書き込みをしているということが既に何十回かあった。書き込みの内容は好きな曲や映画のことなどたわいのないこと、内容からして一七、八歳くらいの男の子のようだ」という話が出ている。こうして、「解離性同一性障害」という診断が決まる。この診断がついた時点で、私はひとつの覚悟を決め、ひとつの治療上の舵をとっている。覚悟というのは「じっくりと何年もかけて治療にあたるしかない」という点であり、また、舵というのは「実生活の失敗を回避するよう、実生活上の話を多くする」という方向に、治療方針を定めたということである。

解離の治療では、治療者が解離症状の観客にならないこと、症状から関心をずらすことが重要である。そして、実生活における問題をどう避けるか、実際の失敗がないよう二人で考えることを優先させることが、治療上有用なことが多い。

Dさんの治療は、その後五年以上続いた。はじめの一年半ほどは、「実生活上の失敗を回避し、生活の基盤を確保すること」に焦点を絞り、解離を自覚したときにはどうするか、睡眠時間をいかに確保するか、母親の怒りにどう対処するかといった話を中心に面接を進めた。そして、「あなたは大丈夫である」ということ、「治療者は何を聞いてもびっくりしない」ということを確認していった。そうしたやり方を続けることで、「吐き気」は半年ほどで語られなくなり、解離の頻度も減少した。

ここまでは、常識レベルの対応、健康な部分の補強と言っていいだろう。

治療開始後二、三年目には、Dさん自身が幼児期のこと、両親に対する想い、家族のことなどをよく話題にした。Dさんは二人同胞の長子であり、一歳半年下の弟がいたが、この弟と自身に対する母親の扱いがあまりに違うことを繰り返し語った。そして、長年、疑問に思っていた幼児期の謎についてあれこれと探索するようになった。謎というのは、「母親が弟ばかりを可愛がるのを代償するように、同居の父方祖母がDさんを手もとにおこうとしたこと」「母親が一ヶ月間くらい寝込むほどに落ち込むことが年に一、二度あったこと」である。

そして、治療開始後三年目の終わりのころ、祖母から、「自身が生まれた直後に、実は第一子である男児、つまり兄が事故で亡くなっていたこと」を聞き出す。母親の見ている前で、いわば母親の「落ち度」によって亡くなったその長男のことは、この家庭では決して触れられることなく、なかったことのように伏せられていた。

こうした変化は、物語レベルの展開と言っていいだろう。意識される物語が新たな地平へと拓かれるという形の展開である。

治療三年目に入るころから「頭に浮かぶことを自由に話してください」という自由連想に近い枠組みを導入していた。そして、治療三年目の中ごろに「連想」の内容に変化がみられるようになった。ある時、「吐き気」という点に久しぶりに触れた彼女は、どうしても食べられない食べ物がいくつかあることを語り、それがどんなに嫌かについて連想を始め、その際、連想の内容がどんどん離れたところにとぶということが起きた。こうした連想の飛躍の場面で、「母親は可哀そうだ」といった言葉が唐突に語られ、Dさん自身がその言葉を慌てて否定するという場面が何回かあった。連想の中に、母親に対する「嫌悪と愛着の反転」が頻繁に現れる場面である。

「抑うつ」が神経症女性の病態が動くひとつの契機となること、(1) そして、嫌悪感の出現が解離症例の豊かな連想の入り口になること、そして連想がとぶ場面で連想を促すことで「情動の反転」が出現すること、さらに、この「情動の反転」の出現は解離症例の治療のひとつの転機になるということ、この三点は、私が以前から指摘してきた、ヒステリー症状を呈する症例の治療の要点[*1]である。治療過程の詳細には触れないが、Dさんは、こうした展開を経て、五年目には解離現象をもたなくなっている。

こうした展開は、「心的因果性」レベルの動きと考えていいだろう。[(2)]

もうひとつ、治癒という点で特異な展開を示した例を挙げておこう。

症例E　初診時二二歳の男性

高校時代から、鼻が曲がっているという醜形恐怖の症状を呈していた例である。優等生で、成績はトップクラスだった。客観的にはどう見てもハンサムである。文系の難関大学に合格し、そのころから醜形恐怖の症状が強くなり、何時間も鏡を見ている日が多くなった。人前に出るのも苦痛で、サークルなどには入れなかった。四年生になって、度重なる就職試験の失敗で「不安」と「抑うつ」が強くなり、私の外来を受診するに至った。入眠剤により睡眠の改善がみられ、また、「抑うつ」に対しては、少量の抗うつ剤も処方した。その後、重ねて就職試験に失敗し、治療開始後二ヶ月の

（1）女性の神経症と「抑うつ」[*2]の機能については、本書第4章の「3　男の不安、女のうつ」を参照のこと。
（2）この症例は他稿でも取り上げている。

時点で、歩道橋から車めがけてとび降りるという自殺の企図があり、両足の大腿骨の複雑骨折という大きな怪我を負った。留年し、若干の後遺症が残ったが、結局は、就職に成功している。こうした展開の中で、骨折ののち留年が決まるころより、驚いたことに、醜形恐怖の症状の一切が消失し、不安も抑うつ感もなくなっていた。

この例は、著者の医療としての関わりは無力であったが、症状は治癒した例と言えるだろう。「傷の実現」が醜貌恐怖の症状を消してしまったという意味で、治療的関わりの中においてではなく、関わりの外で起きた、「心的因果性」レベルの展開の例と考えていい。

4　人格概念の後退と医療化

精神科における医療化と弁証法

今日、精神科医療が常に医療化の拡大と直面していることは、本書の中、随所で触れた点である。過剰な医療化は容易に人格概念の弱体化をもたらす。なぜなら、医療化とは障害の医療化ではなく、問題の医療化であるからだ。ある問題が、人格の問題ではなく、医療の問題とされた時、人格が背負うべき部分は確実に後退する。神経症の医療は常にその問題を抱えてきた。そのため、精神分析は、ある意味で治療を患者本人の人格に戻すという対応をしてきた。しかし、今日、そうした姿勢の治療はあまり受け入れられていないと言っていいだろう。

今日の精神科医療では、ふたつの仕方で、医療化が進んでいる。ひとつは、精神科の疾患辺縁領域の医療化という問題である。それは、例えば、「抑うつ概念」の拡大、外延を曖昧にしたままの「発達障害概念」の浸透といった事態がもたらす医療化である。DSM‐5におけるスペクトラム概念の拡大によって、異常と正常の境はますます曖昧になっていると言っていいだろう。ふたつ目は、精神科における治療概念の中核が医学パラダイムへとシフトするという形で進められる医療化である。ここで「医学パラダイム」と言っているのは「異常な部分を取り去り、正常な部分を補強する」というパラダイムのことである。こうしたパラダイムのもと、薬物療法、認知療法などが前景に置かれ、精神療法の一部、精神分析などは、医療の前景から退いてしまった。こうした動きは医療における人格概念の後退という事態と強く関連している。

ブランケンブルク[*3]は「精神医学における弁証法的な見方はどれほどの射程をもつか」という論文の冒頭で、次のように書いている。「どんなときに精神病理学的な欠陥は他ならぬ欠陥として、つまりそうあるべきでないもの、できる限り排除すべきものとして捉えられ、またどんなときにそれは人間的現存在の別の段階の（…）自己主張の試みを示すものとして捉えられるのか。このことが意味するのは、治療上の思考や行動にとって「完全復旧」を唯一の指針、あるいは主要な指針としてすら放棄するということである」。こう述べた上で、彼は、精神医学に特有の見方としての弁証法に光をあて、それを治療の可能性、さらには人間の可能性そのものと結びつけている。「精神医学における弁証法的な見方はどれほどの射程をもつかということここで切り出された問いが、人間的現存在の進化や変容の可能性一般へと向けられた、さらに普遍的な問いと無関係とはみなせないということは明らかである」。こうしてブランケンブルクは、精神医学における治療という問題が必ずしも障害部分の除去ということに留まらず、障害部分、否定的な部分の反転的な発展に基盤を置くものであることを強調するのである。

精神医学からはやや遠い領域からの引用になるが、ベンヤミン[*4]が『歴史哲学テーゼ』の中で、文化史を把握するための独自の弁証法を提案している部分を引いておこう。

> 文化史弁証法についての小さな提案。どの時代に関しても、そのさまざまな「領域」なるものについてある特定の観点から二分法を行うのは簡単である。片方には当該の時代の中での「実り多き」部分、「未来をはらみ」「生き生きした」「積極的な」部分があり、他方には、虚しい部分、遅れた、死滅した部分があるというわけだ。(…)そのようにして、人は歴史上の実り多き部分ばかりを取り出す。(…)それゆえ、いったん排除された否定的部分にまた新たにこの二分法を適用することが決定的な重要性をもつ。それによって、視覚がずらされ(基準がではない!)、その部分の中から新たに積極的な部分が、つまり、先に積極的とされた部分と異なるものが出現してくるようになる。そしてこれを無限に続けるのである。過去の全体がある歴史的な回帰(Apokatastasis)[2]を遂げて、現代の内に参入してくるまで。

否定的な部分に目を向け、さらに否定的な部分へと目を向けていく文化史の見方、この視点は、精神療法を考える上でも重要な示唆を与えてくれているように思う。

精神療法の時間性――フロイトにおける超自我概念

先に論じた因果性のいくつかの次元のうち、特に「心的因果性」に働きかける治療では、しばしば否定的なものが動きをもたらす重要な契機となっている。それは、フロイトの言う「超自我」の機能に変化を引き起こすような契機である。『トーテムとタブー』におけるフロイトの議論[*5]、すなわち、原父と子どもたちとの関係の中で、子どもたちが原父を殺害することで原父の厳命がますます強いものとして機能するようになったという超自我出現に関する議論を踏まえ、すこし論を飛躍させることを許してもらうなら、通常の物語では見えてこない否定的なもの、つまり「殺された父」「殺害者としての子ども」の位置に光があてられることで、構造が動き、物語の語られ方、歴史の語られ方そのものが変化するのである。これは神話的次元の喚起と言ってもいいだろう。こうした否定的な契機は、例えば、症例Dにおいて、嫌悪感を入り口として「母への憎悪と愛着の反転」の反復的出現へと至るといった経緯の中に、あるいは、症例Eにおいて、自殺企図と骨折後の後遺症が症状の消失に果たした機能の内に想定されるべきものであろう。こうした契機によって、いわば

（2）異端の神学者オリゲネスの用語。過去の全体を漏らさずすくい取るという意味での「救済の理念」。

構造が動き、「心的因果性」の領域で歴史の書き換えが遡行的に起こるのである。「心的因果性」に働きかける治療法では、物語という意味での歴史における時間性とは逆行する時間性において何かが変化している。ただ、症例Dにおいて、物語の次元で「死んだ兄」の表象が出現することが神話的次元の喚起の前哨をなすものとなっているように、「心的因果性」に働きかける治療は、逆行するふたつの時間性、すなわち「物語ること」と「心的因果性」というふたつの時間性の接点で機能しているのであり、それは、主体生成における否定的契機と「物語」の時間性がすれ違うところで起こる治療なのである。そして、こうした治療は、しばしば、「語り」というレベルで主体を「社会」の中に位置づけ直す結果になる。つまり、これは、結局は人格に働きかける治療法なのである。

精神科臨床における治療実践のかなりの部分はネガティヴなものを取り去るという治療観から距離をおくことによって成り立っていた。さらに強調して言うなら、精神療法は「ネガティヴなものを取り去る」という考え方から一旦は離れることがどうしても必要となる営みなのである。

実のところ精神医学には、その本性の中に、ネガティヴなものを通してポジティヴなものへと至る、そういう道を探究する傾向——これは精神そのものの性向と言ってもいいものなのだが——が内包されている。それは人間の精神そのものの根底に、ネガティヴなもの、否定的なものが横たわっているからに他ならない。

その意味で、精神医学は、否応なく医学という枠を越えているとすら言えるだろう。精神医学は、どこかで、その方法の一部を人格概念と結ぶことによってこの弁証法的側面を守ってきたとも言えるかもしれない。

今日の社会と人格概念の後退

今日、人格という概念そのものが後退していると指摘する人は何人かいる。社会そのものが、物事の判断を人格という審級に任せることをしなくなっているのだ。イェール大学の思想家ジェイムスンは、今日におけるモダニズムの病弊を剔出した著書『カルチュラル・ターン』[*6]で「古典的なモダニズムがなぜ過去の事柄であるかを説明してくれるもの」として「主体の死」、「個人主義の終焉」を挙げている。「偉大なるモダニズムは、指紋の如く間違えようがなく、身体の如く取り換えようのない個人の私的スタイルの発明に根拠をもっていた。しかし、その意味するところは、モダニズムの美学がユニークな自我と私的アイデンティティ、ユニークなパーソナリティー（人格）と個体性にある程度までは有機的に結合していて、それ自身のユニークな世界像を操作し、それ自身のユニークで間違えようのないスタイルを構築しうる、ということである。」そして彼は、個人の人格という概念自体が幻想だったのではないかと問うのである。

人格概念の後退とともに、社会のマニュアル化が進む。例えば、倫理委員会での議論が、倫理的であるためにはどうあるべきかの議論ではなく、むしろ倫理上のリスク管理と化している現状、あるいは、「飲食店サービスのマニュアル化」のようなサービス場面での個人的判断の後退といった事態を思い浮かべれば、ここでいうマニュアル化がどのような具体的な変化をもたらしているかを想像することができるだろう。そして、資本原理による個の抹消、芸術概念の後退などの事態も人格概念の後退に関与している。

こうした事態と精神科における治療概念の医療化（薬物療法化、認知療法化）は、同じ根をもっているのではないかと考えられる。

しかし、もし、個人という概念、人格という概念自体に幻想という側面があったとするならば、今日の精神療法は、いったいどのようなものになるべきなのだろうか。おそらく、この問いに答えることは容易でない。

5　精神病理学と精神療法の可能性

この問いに答える代わりに、これからの精神病理学と精神療法の可能性について、いくつかの展望に触れておくことにしよう。

（1）精神病理学は、これまでの人格概念のいくつかの側面がもはや無効となっていることを認識することからスタートしなくてはならないだろう。その認識はおそらく、精神分析の枠内で言うなら、エディプス的布置、超自我概念などいくつかの概念についてもう一度問い直すことを要求するものとなるだろう。

（2）新たな精神療法の可能性は、今日の主体と社会を結ぶ結び目の認識、すなわち、主体と社会の弁証法的繋がりの新たな可能性について問うことからしか生まれないと思われる。そして、この問いは、「新たな公共性」の可能性について、人間の本性に関する考察を通して見つめ直すことでもある。精神病理学が、さらには精神療法が、いま問うべきことの多くが、そのことに関連していると考えられる。

（3）精神病理学は、精神科の診療行為が本来的に医学パラダイムを踏み出していることを十分に自覚した上で、そのことを、矜持をもって引き受けるべきだと思う。

精神病理学は、決して、病める主体から離れたところでただ病態について記述しているだけの学ではない。精神を見ることは、すでに精神に働きかけることであるからだ。その意味で、精神病理学の可能性は、実は、精神療法の可能性と深く連関している。

文献

＊1　鈴木國文「ラカン学派」（『精神療法』臨床精神医学講座第15巻、中山書店、一九九九年所収）

＊2　鈴木國文『同時代の精神病理――ポリフォニーとしてのモダンをどう生きるか』中山書店、二〇一四年

＊3　Blankenburg W: Wie weit reicht die dialektische Betrachtungsweise in der Pszchiatirie?, *Zeitscrift für Klin-*

ische Psychologie und Psychotherapie, 29(1), 45-66, 1981, Hogrefe Verlag, Göttingen.（渡邉俊之訳「精神医学における弁証法的な見方はどれほどの射程をもつか」）、（in Blankenburg W.: *Psychologie des Unscheinbaren*, Parodos Verlag, Berlin, 2007.［木村敏、生田孝監訳『目立たぬ者の精神病理』みすず書房、二〇一二年所収］）

＊4　Benjamin W.: der Passagen-Werk, edited by Rolf Tiedemann, Suhrkamp Verlag, Frankfurt am Main, 1983.（今村仁司、大貫敦子、高橋順一ほか訳『パサージュ論Ⅳ』岩波書店、一九九三年）

＊5　Freud S.: Totem und Tabu. *G.W.IX.*（1912-1913）（門脇健訳「トーテムとタブー」『フロイト全集12』岩波書店、二〇〇九年）

＊6　Jameson F.: *The Cultural Turn*, Verso, London/New York, 1998.（合庭惇、河野真太郎、秦邦夫訳『カルチュラル・ターン』作品社、二〇〇六年）

第12章 精神分析と科学——真理は女の側に、知は男の側に

1 問いのありか

「実践としての精神分析、フロイトの無意識の発見が、一七世紀という天才の世紀、つまり科学の誕生を経ることなく出現し得たとは到底考えられない」。ラカンは『科学と真理』[*1]という論考で、そう書いている。いったい、ラカンは何を言わんとしたのだろうか。近代科学という視点の成立が、無意識に関する知に何を準備したと言うのだろうか。

科学と精神分析とを並べてみることによって立てられる問いにはふたつの方向がある。ひとつは「精神分析、すなわちフロイト、ラカンの言説は科学か」という問いである。この問いは、すでに繰り返し立てられてきた。しかも、たいていの場合、精神分析は「科学以前」ではないかという視点でそれは問われてきた。いわばこれは極めて立てやすい問いなのである。しかし、立てやすいからといって答えるのが容易とは限らない。この問いに関する議論はすでにかなり活発になされてき

たにもかかわらず、まだ、なんらかの結論が出ているとは言いがたい。この問いにはいくつかの暗礁があるのである。もうひとつの問いは、「科学とはフロイト、ラカンの言説に照らせばいかなる知か」という問い、いわば精神分析による科学論へとつながる問いである。この問いは、これまでほとんど問われたことがない。これは、立てることそのものが極めて難しい問いなのである。この問いを射程に入れた数少ない論考として、先のラカンの『科学と真理』があり、また、そうした問いに至る前提として、やや意外に聞こえるかもしれないが、フロイトの『人間モーゼと一神教』[*2]がある、私はそう考えている。

知の中には、メタ知識と呼ぶべき位置におくことができるものがある。メタ知識、つまり知についての知という場である。例えば科学論と言われる一連の論考は、科学という知についての知、知そのものを対象とした知である。そして、精神分析もまた、このメタ知識という場に関わるものである。精神分析は、単純に言うなら「欲望についての知」である。しかし、ここにひとつのからくりがある。精神分析という「欲望についての知」は「人は自身の欲望について本当は知らないのではないか」と問うことによって始まるからである。つまり、精神分析は人の「欲望についての知」を問うているのである。この点で、精神分析は「欲望についての知についての知」、つまりメタ知識として位置づけられることになる。メタ知識は、知を疑うことに始まる。知の足場を問うのである。科学論もまた、科学はいかにして科学たりうるかを問いつつ、その考察はしばしば科学の足場を疑う立場に至る。

「科学とは精神分析の言説に照らせばいかなる知か」という問いがもし妥当性をもつとすれば、それは、科学論と精神分析というふたつのメタ知識の間になんらかの重なりを見いだしうる時、つまり、科学という知の成立と、人が「おのれの欲望について知る」ということとの間になんらかの関わりを見いだすことができた時である。科学の足場で、欲望はどのような振る舞いをしているのか、この問いが、我々が本章で目指すことになる地平である。

さて、そこへと至る端緒として、まずは、科学論がどのように展開してきたかを略述することによって「精神分析は科学か」という第一の問いを振り返り、この問いのもつ暗礁のいくつかを見てみよう。[*3]そしてそれをもとに、「科学は精神分析の言説に照らせばいかなる知か」という第二の問いへと、考察を反転させることにしたい。

2 科学と科学論、そして精神分析

素朴な帰納主義

科学について、極めて素朴に、次のような考え方がよくなされる。「科学は観察に始まる」という考え方である。これは科学論と言えるほど洗練された理論背景をもつものではない。が、しかし、こうした考え方は誰もが漠然と抱いている科学のイメージに符合するだけに、それだけ根強く、素朴な科学主義の背骨をなしている。理論的にはこう説明される。科学は観察言明の蓄積からなる。

そして、観察言明は単称言明から普遍言明へと普遍化される。つまり、「あのカラスは黒い」という観察の蓄積から「カラスは黒い」という普遍言明が導かれ、そうした「真理」の蓄積が科学をなす、というのである。これが素朴な帰納主義である。

帰納主義的視点から精神分析を見ようとする時、まず問題となるのは、精神分析における観察言明とは何か、つまり精神分析の観察素材とは何かという点である。この点が既にあまり単純でない。まず、精神分析の観察の素材は、症例ないし症状であるという答えがある。フロイト自身当初はこの考え方をとっていて、症例において、「解釈」のみが洞察を導く、そして洞察のみが症状の「治癒」を導くということを根拠に、精神分析の正当性を主張していた。理論と治癒との一致を根拠に科学的なスタイルを保とうとしていたのである。これを、グリュンバウムは割符議論（tally argument）と言う。しかし、治療者の期待に対する患者の反応、暗示性といったことを考慮に入れるなら、こうした議論が決して十分科学的と言えないことは明らかだろう。そうしたことまでを観察の射程に入れようとするならば、精神分析の観察素材は、症例でも症状でもなく、むしろ「欲望」そのものであると考えることが必要となる。おそらく、その方が精神分析の本質理解に近づくことになるだろう。フロイトも最終的には割符理論的な立論を退けている。問題は、「欲望」を観察することがいかにして可能かという点である。

素朴な帰納主義的科学観に対し、科学論は次のようなふたつの反論を提出する。ひとつは、帰納主義に従って得られる「真理」は極めて制限されたものでしかないという点である。例えば「カラスは黒い」という言明、これについていくら観察を重ねたとしても、得られるのは確率論的な結論でしかない。また、観察を重ねることによって導かれる結論は、常になんらかの「常識」や「明らかさ」に依拠するものでしかない。ガリレオやニュートンの理論のような、いわば「常識」に反する見解の出現はこうした科学観からは説明がつかない。そこで、もうひとつの反論、観察は理論に依存しているという反論がなされる。どんな観察も、その人が抱く理論から離れてはありえない。従って、科学は観察に始まるのではなく、むしろ理論に始まるのではないかと言うのである。ガリレオやニュートンの見解の出現は、観察の前に理論があったと考えることによってのみ、初めて説明がつく。

反証主義

科学を「観察から始まる」と定義するのはあまりに素朴と言わねばならない。この素朴さを退け、むしろ、ある普遍言明が偽であることはひとつの否定的な単称言明から導くことができるということに着目し、そこから科学をとらえようとするのが反証主義である。反証主義のテーゼは次のようなものになる。「科学は観察に始まるのではなく、問題に始まる」そして「ある言明が科学的であるためには反証可能でなければならない」。もちろんこれは、ある言明が真か偽かの議論ではないある言明が科学的か否かの議論である。例えば、「良縁があるかもしれない」という言明も「明日は雨が降るか降らないかのどちらかである」という言明も科学的たりえない。いずれも反証不能だからである。しかし、「猿は不死である」という言明は十分科学的たりうる。一匹の猿の死を観察すれば反証可能だからである。

反証主義の旗手ポパー[＊4]はフロイトの精神分析について「それはすばらしい科学理論の外見をもっていても、反証不能であるが故に科学的仮説たりえない」と両断している。これは一見、精神分析に対する素朴な攻撃のようにも見える。しかし、精神分析と「否定」という問題との特異な関係を念頭に置くならば、この攻撃が精神分析の本質に関わる重要な問題に、攻撃の意図を超えて触れていることがわかる。精神分析と「否定」との特異な関係とは、フロイトが『否定』[＊5]という論文で論じているような、言明と否定との逆説的な関係、さらに否定と無意識の成立との関わりである。「夢の中のあの女性は決して母ではありません」と人が言う時、それは「夢の中の女性は母だ」と言っていると理解していい、フロイトはそう言う。「母ではありません」という言明の「ありません」という否定は、抑圧の刻印であり、この刻印と同時に意識と無意識が生じるのである。否定と肯定とが対立してあるのは、言明を意識の側からのみ見た時であり、無意識を問題にするならば、否定と肯定とは通底している。「無意識には否定がない」「夢の言語には否定がない」、これはフロイト理論の重要な主張である。無意識を扱うとするならば、つまり欲望を扱うとするならば、言明に対する反論というようなことは意味をなさない。反証主義の議論からすれば、これでは科学たりうる仮説を導くことはできない。

フロイトは、精神分析における真理と知の関係を、反証主義的な「真理への接近」とは異なる仕方で展開するものと考えているのである。このことをポパーは正確に理解し、精神分析は科学ではないと両断する。精神分析がポパー的な意味で科学ではないことはおそらく確かだろう。しかし、フロイトはむしろ、ポパー的な意味で科学たりえない知を、それと知りつつ主張しているのである。科学論にとって、そのことの意義は何なのか。もうすこし先に進んでみよう。

反証主義の限界と知の足場

反証主義は科学の本質をかなりうまく説明しているように見える。しかし、反証主義的な科学論によって科学の発展史を説明しようとするといくつかの困難にぶつかる。一番大きな問題は、科学理論は反証されたからといって決してすぐには棄却されてこなかったという点である。反証され、すぐに棄却されていたならば、科学理論は決して歴史がそうであったようには発展してこなかった。例えば、コペルニクス的転換と言われる出来事は、コペルニクスが地動説を唱えた一五四三年から実に一五〇年の年月をかけて行われたのであり、その間に、ティコによる恒星の年周視差に関する反論——もし地球が太陽の周りを公転しているなら半年を隔てて恒星を見ればその方角がすこしでも異なるはずである——など、多くの反論が提出されているのである。それらの反論に対し、コペルニクスの説がその都度それを論駁するに充分な理論と観察とを備えていたわけでは決してない。望遠鏡の発明や、ガリレオの新たな力学などがコペルニクスの理論の整合性を説明し、援助するのを、ただ待たなくてはならなかったのである。科学の発展の歴史的事実をとらえる上でのこうした困難の認識から、科学論はいくつかの修正を受ける。

　例えば、ラカトシュ[*6]は、ある科学理論は保護帯によって守られる堅固な核をもち、その堅固な核はその科学理論の支持者の方法論的決断によって反証から守られていると主張する。つまり、観察結果と理論の不一致があっても理論の核に関わる部分は守られ、その不一致は理論のせいではないとされると言うのである。その場合、ある科学理論の立場をとるか否かは科学者の「決断」に委ねられることになる。例えば、ニュートン物理学の堅固な核である運動法則と万有引力の法則は、これに異議を唱える観察結果が現れても誤りとはされず、それは科学者の「決断」によって保持される。そうした堅固な核の保持が、例えば、ニュートン理論によって天王星の軌道が説明できないことから、やがて海王星の発見を導くといった、肯定的な発展と結びつくと説明される。こうして、ラカトシュは科学者の「決断」に言及しながら、そのことの、真理に近づくための肯定的な側面を強調する。科学はあくまで真理に近づくべく発展していると考えるのである。

　これに対し、科学は進歩するが、それは必ずしも真理に近づく進歩とは限らないと考える立場がある。いわゆる相対主義の立場である。この立場から科学者集団の共有する方法論的選択の問題を捉えたのがクーン[*7]である。クーンの主張は、科学者集団の共有するパラダイムというものと、科学の不連続な発展、つまり科学革命の認識にある。科学者集団はひとつのパラダイムを共有し、それに従って探求の仕事をする。成熟した科学はそれぞれ単一のパラダイムに支配されている。そこに属する科学者は、さまざまな困難、見かけの反証などに遭遇しながらもこれを克服していく。しかし、この困難が手に負えなくなった時、危機の状態がおとずれる。そして、全く新しいパラダイムが、ふつうは他の集団から起こり、元のパラダイムはやがて棄却されることになる。この不連続な発展が科学革命である。つまり、前科学、通常科学、危機、革命、新しい通常科学という流れである。この時、あるパラダイムを共有する科学者集団と他のパラダイムを共有する科学者集団との間で、いずれが正しいかといった議論は不可能であり、パラダイムを異にするということは、その間の共約不能性を意味している。

このクーンの科学論から、科学と科学論との関係について、重要なひとつの示唆を得ることができる。それは、科学を行う者はパラダイムを疑うことは許されず、パラダイムを疑えば科学者として前線から退かざるをえないということである。もっと言うなら、科学者が科学者として科学を行うためには、パラダイムの移行の論理、科学論について考えてはならないということである。つまり、むしろそうしたメタ知識について盲目であることが、有能な科学者の条件なのである。パラダイムを意図して変革するなどという言い方は、せいぜいキャッチフレーズとしての意味しかもちえない。

しかし、クーンのパラダイムという言葉が指し示しているものの内実は決して明確ではない。それは、科学者集団が明証的なものとして前提とするさまざまな考え方から、実験方法に至るまで次元を異にするいくつかの事柄を含んでいる。それは、いわば科学の足場、知の足場と言っていい。科学者は、この足場に対する疑念を暗点に入れることによって、もっぱら仕事をするのである。

ポラニーの「暗黙知」[*8]の概念は、この暗点へと入れられる次元に、知の伝達という視点から接近するものである。彼は知識の成立にあたって暗黙的に働く知があると説き、そうした知の成立にあたって働くある種の知は伝統によって与えられ、それは明示的に伝達されるのではなく、暗黙的に伝達されると言う。ポラニーによれば、認識とは住み込みであり、伝統への住み込みによって認識は成立するのである。

科学が成り立つために暗点に入れられる知、住み込まれるが故に見えなくなる知、科学の足場であり、足場であるが故に疑われない知、そうした次元がある。このことと精神分析とはいかなる関係にあるのだろうか。意識と無意識は否定と同時に成り立つというフロイトの立論と、こうした議論とは、いったいどう関わるのか。このあたりから、科学論と科学をめぐる議論は、次第に第二の問い、「科学とは精神分析の言説に照らせばいかなる知か」へと近づくことになる。

科学論が論じてきたのは結局、真理を巡って知がどのように発展してきたかという、その法則に関する議論である。しかし、全ての科学論が真理を実在のものとし、それへと知が接近すると考えてきたわけではない。真理を一種の虚構の点と捉え、科学はその虚構の点をめぐる知の運動であると見る立場がありうる。クーンの相対主義はそうした姿勢に近いと言っていいだろう。

真理を実在と見る実在主義的な立場と相対主義の立場とでは、科学理論の価値判断という点で大きな違いがでてくる。実在主義にとって科学の価値は真理への近さにある。しかし相対主義では、科学の価値はその科学の背景にある社会の価値観に左右され、その価値観に沿った道具としての力があるか否かがその価値として問われることになる。問題はこの価値という言葉である。科学について、真理イコール価値と直線的に結びうるならば、価値という言葉の要はない。真理という言葉だけでこと足りるのである。やっかいなのは真理と価値とを直線的に結びえないと考える時である。この時、科学についての価値判断に他のどんな要素が入ることになるのだろうか……。価値は欲望の相関物となるのである。欲望を観察素材とする精神分析の置かれる場がますます錯綜したものとなるのはこの点においてである。

そろそろ、折り返し点である。ここで、視点をがらりと変えることにしよう。

3　フロイトによる宗教の系統発生

フロイトは、メタサイコロジーを構築する一九一〇年代の半ばから、その個人心理学と綾をなすような形で、集団心理学、あるいは人間の系統発生的心理学とでも言うべき議論を展開し、その考察は晩年の『人間モーゼと一神教』まで続いている。この考察の発展は彼の欲望に関する理論と不可分に結びついており、その間の綾を読み解くことは、我々に、集団が共有する文化と知の変遷について、フロイトの欲望理論を通して見ることを可能にしてくれる。

文化というものは、本来決して普遍的な「真理」と結びついてはいない。むしろそれは、ある共同体が共有する神経症的症状とでも言うべき不合理な強制である。それは、ある種の宗教についても言える。フロイトは宗教について語る際、しばしば「不合理なるが故に我はこれを信ず（Credo quia absurdum）」というアウグスティヌスの言葉を引用している。宗教的な確信は合理性に基づくものではないと言うのである。こうした文化の、あるいは宗教の萌芽について論じたのが「トーテムとタブー」[*9]という論文である。

トーテムとタブー

原初、集団の中に一族の中の全ての女性を自由にし、あらゆる権能を手にしている原父がいる。この原父の下で、息子たち、兄弟たちは全てを忍従している。しかしある時、この原父を兄弟たちが共謀して殺害し、原父の手にあった権能を自分たちのものにし、族内の女性を自由にする力を得る。原父殺しである。しかし、この原父殺しはむしろ逆の結果を導くことになる。つまり、殺した父の禁止命令は兄弟たちに内在化し、彼らに、一族内の女性に手を触れてはならないという掟と、父と置き換えられたトーテム動物を殺してはならないという掟とを課すことになる。しかも、この原父殺しは、定期的に行われるトーテム饗宴、つまりトーテム動物を殺しそれを食べるという儀式によって繰り返し記憶の中で再生され、掟を課し続ける。これがトーテムとタブーの起源である。

一族内の女性に手を触れてはならないという掟、父であるトーテム動物を殺してはならないという掟、このふたつはまさにエディプスの犯した罪を禁止するものである。つまり、トーテムとタブーの段階は個人心理学におけるエディプス・コンプレックスの段階に相当している。両親へのリビドー備給の葛藤の中で煩悶《はんもん》する段階である。

フロイトはトーテムとタブーの段階における宗教について次のように書いている。「父親の殺害の後一次的に母権制が発生し、その後新しい父達、つまり複数の父達による連合的な父権制に移行する。この間、一過性に母性神が出現するが、それは母権制が制限された時代に、冷遇された母達に対する埋め合わせとして生じるのであろう。男性神は当初息子として大いなる母達と並んで現れる。（…）多神教のこれらの男性神は連合的な父権制時代の状況を反映している」[*2]。社会は一過性に母性神、多神教の段階を経るのである。こうした母性神、多神教の神々は、両親を対象とするリビドー備給を、コントロールしつつ引き受け、その文化の中に保持することになる。

この段階の文化、宗教は、族内では共有されるが、それを超える普遍性をもたない。むしろトーテムのように族外とは異なることを前提としている。つまりそれは、ある共同体の文化、土俗の宗教なのである。

フロイトの文化論の多くは、この「トーテムとタブー」の議論を基調に展開されている。つまり、文化はある種の神経症の症状形成に酷似していること、さらに、文化は全能的な満足になんらかの制限をもたらしながら欲望をコントロールしているという論調である。「文化の中の不満」もそうした論旨で展開されている。

一神教、普遍宗教

しかし、晩年の論文「人間モーゼと一神教」は、文化一般を扱ったそれまでの文化論とはその論調を異にしている。ユダヤ民族と一神教という極めて特殊な文化形態を論ずることによって、他の文化形態との間に一種の比較文化論、比較宗教論を展開しているのである。ここでは、一神教の起源とその特殊性、さらにその運命が、個人心理学の諸理論と絡められながら論じられることになる。

この論文はユダヤ民族史の古層における二重性を暴くことから始まる。ユダヤ教を創設したモーゼは、一般に信じられているようにミーディアンのモーゼであるだけでなく、他にもうひとり、ずっと歴史を遡った時代にエジプト人であるモーゼがいて、そのエジプト人モーゼが後のモーゼの像に重ねられていると言うのである。このエジプト人のモーゼが、ある一時期エジプトに栄えてその後衰退した一神教の神をユダヤの民に課し、それとともに彼らを率いて出エジプトを果たす。しかし、ユダヤの民は出エジプトの後のどこかの時点でこのエジプト人モーゼを殺害する。そして、このエジプト人モーゼの存在を、その一神教の教えとともに忘却してしまう。フロイトはいくつかの証拠を挙げながらそう推測する。

出エジプトを果たし、パレスチナに至ったユダヤ人たちはそこで多くの部族を併合し、イスラエルの民の母胎となる。この時、カデーシュと呼ばれるパレスチナの南の土地で、ユダヤ人たちは新たな神を受け入れる。いくつかの部族の間で神として崇められていたヤーヴェの神である。この神を受け入れる際、ミーディアンのモーゼが教祖とされるのである。ヤーヴェの神は火山の神、典型的な土俗の神である。しかしこの時、このヤーヴェの背後に、あるいはミーディアンのモーゼの背後に、抑圧され忘れ去られていた記憶、一神教の神とエジプト人モーゼの記憶がよみがえる。唯一絶対の神をいただくユダヤ教はこうして成立するのである。

　ユダヤ教における一神教の理念は、他のいかなる宗教と比べても特に強い。そのことをフロイトは次の二点によって説明する。ひとつは抑圧されたものの回帰がもつ強制力の強さである。一神教の理念が、生まれた土地から引き離され、他の民族に譲り渡されたという時間と距離、つまり一種の潜伏期を経たことが、ユダヤ教においてそれを特に強大にしたのである。もうひとつは、モーゼの殺害という歴史的事実の存在である。これはトーテムとタブーで論じられた原父殺害神話の反復である。歴史の中でこの原父殺害が反復され、それが抑圧されたことが、原父そのものを神として復活させることになったのである。この神は『トーテムとタブー』で論じられたような他の神々とは違う。それは、両親に対するリビドー備給の一切を禁止し、ただ精神性のみを称揚する神である。その強制力の強さについて、フロイトは「精神病者の妄想を手本にしてみる以外には理解できない」[*2]という表現すら用いている。

　名を呼ぶことも像を作ることも禁ずる神、呼ぶことも見ることもできない神、そうした神の出現は、精神性による感性の否定を意味し、必然的に欲望の断念を導く。フロイトは次のように書いている。「思考の全能、（…）知的な行為が外界の変化に及ぼし得る影響の過大評価（…）観念、記憶、推理過程が権威を持つ精神性の新しい王国が、感覚器官の直接の知覚を内容とするより低次元の心的活動と対立して現れたのである」[*2]。この意味でユダヤ教の神はもはや共同体の神、土俗の神ではない。偶像を禁止し、一切の迷信的、魔術的、呪術的要素を禁ずるこの神は、強く知と普遍性を指向する神である。そこでは、共同体の神々がもつ性愛的な側面は一切排除される。これは、個人心理学的にはエディプス的布置の究極、エディプス・コンプレックスの消滅の時点、超自我の発生の時点に相当している。この点についてはのちにもう一度戻ることにしよう。

ユダヤ教の普遍とキリスト教の普遍

共同体の神、土俗の神の域を脱し、初めて普遍を指向するに至った唯一神、この唯一神をいただくユダヤの民の中から、新しい宗教、キリスト教が新たな物語を経て生まれる。この宗教は、ユダヤ教にない特殊性をもつことになるのだが、その誕生には、次の三つの変容を経る必要があった。

ユダヤ教の神は原父殺害の抑圧をその背景にもっていた。それは抑圧されていたからこそ特別な強制力をもっていたのだが、キリスト教では、この抑圧された古い罪が、原罪の認識ということを通してその抑圧を解かれる。つまり、神の息子キリストが現れ、無実の人として自らを殺さしめ、万人の罪を一身に引き受けることによって、この抑圧は解消されたのである。この息子の表象が出現することによって、原父殺しの罪は許されつつ、原罪という言葉で罪意識として意識の中に戻る。そして、その厳しいまでの一神教としての強制力を和らげたのである。フロイトはこう書いている。「ユダヤ教は父の宗教であったがキリスト教は息子の宗教になった」[*2]。これが第一の変化である。

第二には、神はユダヤの民を選んだという選民観念を棄てたことである。神がひとつの民族を選んで契約を結び、その民族が、特に高められた精神の優越、強い普遍性への指向性をもつ。このユダヤ教の普遍性は、ひとつの民族の中にありながら、逆に普遍性を指向するという極めて観念的な普遍性、いわば飛翔する普遍性である。この普遍性には先にも述べたように欲望の断念と精神の王国の成立とが強く関与している。これに対し、キリスト教は、神の息子という表象を得て感覚的な情動を引き受けると同時に、この選民観念を棄て、周囲のさまざまな民族へと浸透していく普遍性を得たのである。これは、いわば民族を一つひとつ加えていく普遍性、地を這う普遍性である。おそらく、本来の意味での普遍性とは、観念的普遍性、ユダヤ教的普遍性の方を指すのであろう。

第三の変化は割礼の廃止である。この風習はそれを共有する集団の外の者にとっては、不気味で恐怖を呼ぶものであった。この風習の廃止もまた周囲への浸透力を高めたことは言うまでもないだろう。ただ、割礼が、欲望の断念、つまり去勢の代理行為であったということに気づくなら、この風習の廃止がキリスト教にもたらした意味が単に浸透力を与えたことだけでないことは容易に想像がつこう。これは両親に対するリビドー的な備給が再び許容される道が開けたことを意味するのである。キリスト教はやがてマリアという母性神を生む。

フロイトは次のように書いている。「多くの点において新しい宗教は、先行するユダヤ教に対する文化的退行を意味していた。ユダヤ教は飛躍を遂げ、精神化の頂点に達していたが、キリスト教はその水準を保たなかった。もはや厳密な一神教ではなく、周辺の諸民族から多数の象徴的儀式を取り入れ、偉大な母性神を再び生み出すと共に、従属的な地位にではあるが多神教の神々を素性の透けて見えるようなヴェールに包んで受け入れる席をこしらえたのである」。しかし、フロイトはさらにこう続けている。「それでいてしかもキリスト教は、宗教史的には、すなわち抑圧されたものの回帰に関しては進歩であり、ユダヤ教はそれ以来いわば化石になってしまったのである」[*2]。ここでフロイトが進歩と言っているのはどういうことなのだろうか。

キリスト教はモーゼの殺害という歴史的反復にキリストの殺害というもうひとつの反復を加える。そうすることによって原罪を意識化されたものとし、その上で一神教を課すという複雑な過程を経たのである。それは、和らげられた唯一神ではあるが、それでもキリストという偶像の背後に、唯一絶対なる神をもつ。キリスト教はユダヤ教のもつ普遍性とキリスト教固有の普遍性とをあわせもつ構造をもっているのである。つまり、この宗教は、息子の表象をもって欲望を引き受けながら、唯一神の普遍性を維持するよう指向するのである。こうした構造は、中世神学にとって重要なテーマであった。聖霊、つまり神を信ずる者に宿るとされる神聖な魂と、子なるキリストという偶像、さらに絶対の父なる神、この三者の一致という三位一体の理論は、欲望を引き受けながら唯一神の普遍性を保とうとするキリスト教のこの姿勢を反映している。

4 エディプスの解消と超自我の発生

フロイトの系統発生的心理学、つまり文化論は個人心理学と分かちがたく結びついている。一神教の成立の理論は、先に触れたように、エディプス・コンプレックスの解消と超自我の成立に関するフロイトの立論と極めて近い構造をもっている。フロイトは幼児の性的発達理論をまずは男児を中心に展開している。「(男児の場合) エディプス・コンプレックスは子供に、能動的と受動的の二様の性的満足の可能性を提供する。ひとつは自分を父親の位置に置き、父親と同じように母親に接するもの、もう一つは、母親に代わって自分が父親から愛されようとするものである。(…) 去勢恐怖はこの二つの可能性のいずれにも終止符を打つ。なぜならいずれもペニスを失う結果を導くからである。前者は処罰として、後者はその前提からして女性になるのだから[*10]」。これこそ、男の子が、エディプス・コンプレックスの絶頂期で、母親にペニスがないという事実を前に、去勢恐怖を抱いた時の反応である。つまり去勢恐怖は、エディプス的な布置に終止符を打つのである。この終止符を超自我の形成と結びつけてフロイトはさらに次のように言う。「子供はペニスに対する自己愛的関心を、両親を対象とする性欲動よりも優先させ、エディプス・コンプレックスから目をそらせてしまう。その結果、両親に対するリビドーの対象充当が放棄され、両親との関係から性愛的要素がなくなり、同一化がこれに代わる。この同一化によって両親または父親の権威が自我の中に取り入れられ、超自我の中核が形成される[*10]」。こうしてエディプス・コンプレックスは消滅するに至り、超自我の形成に道を譲るのである。フロイトは当初、男児におけるこのようなエディプス・コンプレックスの消滅の過程こそ健康な流れと考え、エディプス的な布置が解消されないと、両親への性愛的な備給が残存し、病因的な効果をもたらすと考えていたようである。確かに「エディプス・コンプレックスの消滅」[*10]という論文にはそう書いてある。しかし、神経症と正常とはそれほど截然と分かれるものではない。さらに、ヒステリー症例がフロイトに課した女性のあり方という問題は、フロイトの理論をこのように単純にしておくことを許さなかった。

女の子はエディプス・コンプレックスの絶頂期で、母親の去勢の事実を前に、自身の去勢をすでに行われたものとして認め、興奮の位置をペニスから新たな性感帯へとずらすことを強いられる。そうすることによって彼女は、いわば女性になり、母親と同一化することによって、父を愛する道へと進むのである。しかし、そこには両親へのリビドー的対象充当の可能性が常に残っている。その意味で女性のエディプスは消滅することなく続く。[*11] フロイトが晩年に女性とは何かという問題にあれほどにこだわり、この問題を問い続けたのは、消滅することなく続くこの女性のエディプスの問題が、欲望について考える上でも、神経症の分析治療を考える上でもどうしても避けて通れなかったからである。「終りある分析と終りなき分析」[*12]ではそうした問題が主題的に扱われている。

去勢恐怖のために、エディプス的な布置から目を離し、父を同一化の対象として超自我を形成していく道。去勢の事実を認め、エディプス的布置の中にとどまり、両親への性愛的な備給の可能性を残す道。前者は男性のたどる道、後者は女性のたどる道である。この時、欲望についての真理は女の側にある。男は欲望についての真理から目を離して超自我に従うのである。

しかし、ここで忘れてはならないのは、フロイトが、繰り返し人間は両性具有であると言っていることである。フロイトが最後まで抱え続けた困難はここにある。つまり、この二つの道は、決してどちらかが男に閉ざされたり、女に閉ざされたりするものではない。なんらかの仕方で人はこの両方を生きるのである。あるいはこの両方に引き裂かれて生きるのである。

ユダヤ教における欲望の断念と普遍への指向、そしてキリスト教における二重構造の保持という、フロイトによる宗教の系統発生史は、個人心理学におけるこうした理論展開と呼応している。

5　真理と知の乖離

自我の分裂

ラカン[*13]は、フロイトの理論を読み解く中で、真理と知の間の絶対的な乖離という認識を取り出すことの重要性を強調している。そのふたつが決して重ならないということに、フロイトの発見の基本的根拠があると言うのである。この認識は次のふたつのことを含意している。ひとつは、欲望についての知は、決して真理に行きつくことはないということ、つまり、人はおのれの欲望について原理上知りえないということである。これは、無意識という次元が想定されるひとつの根拠をなす。もうひとつは、真理と知が絶対的に乖離していることがそもそも、欲望というものが生じる動因であるということである。これは、欲望を扱う実践理論としての精神分析の、基本的操作理念に関わる認識である。

真理と知の乖離という認識は、フロイトのさまざまな問題意識の背後で、その初期から最後期に至るまで一貫して保たれている姿勢である。ここではフロイトが最晩年に提出した「自我の分裂(Ich-spaltung)」という概念を取り上げ、この認識と我々の問題意識との関連を探ることにしよう。

「自我の分裂(Ich-spaltung)」という概念は、まずはフェティッシュの成立を説明するものとして用いられた。男の子は、母親にペニスがないのを見て、去勢の脅威が現実のものであることを知る。その結果その子はこの現実を受け入れて去勢の恐怖に屈し自慰による満足を諦めるか、この現実を無視して去勢の恐怖を打ち消し自慰の満足を続けるか、その選択を強いられることになる。しかし、ここにその両方を維持するような第三の道がある。去勢の事実を受け入れながら、去勢の恐怖を打ち消し自慰の満足を続ける道である。つまり一部の男の子は、母親のペニスの価値を母親の身体の他の部分に移し母親のペニスを救う。例えば彼は母親の脚に、あるいは靴にそのペニスの価値を移し、そうすることによって去勢の恐怖を否定し、自慰の満足、つまり自身のペニスに対する自己愛的備給を続けるのである。去勢の事実を認める姿勢とそれを否認する姿勢の共存、これが、自我の分裂である。フロイトは、この分裂に、知覚の事実とその扱いとの間にある裂け目、つまり、真理と知の乖離を見ているのである。

自我の分裂の概念は、「防衛過程における自我の分裂」という最晩年の論文では単にフェティッシュの病因としてではなく、人が不可避的に被る根源的な事態というニュアンスで語られることになる。フロイトはこう書いている。「この分裂は決して再び癒えることなく、むしろ時とともに、拡大されていく。この葛藤の中で、互いに相対立し合っている二つの反応が、自我の分裂の核として存続し続ける。このような現象全体は、自我のさまざまな活動過程は総合されているのが当然であると我々が思っていたために、たいそう奇異に見える。しかし、我々がそう思っていたのは明らかに誤りである。[*14]」

母親にペニスがないという事実、それに対する子どもの姿勢、この主題は、女性と男性との性的発達の違いという先に扱った問題の主題でもあった。両性具有というフロイトの主張を思い起こすなら、自我の分裂は、男の側と女の側へと引き裂かれた人間という、もうひとつの裂け目の認識に、その根をもっていることがわかる。そこでは、真理は女の側に、知は男の側にある。

さて、裂け目、つまり二重構造を内にもつ宗教、キリスト教は、真理と知をめぐる運動、とりわけ近代科学の誕生に、どう関わることになるのだろうか。これが残された問いである。

欲望と普遍、ユダヤ・キリスト教的伝統から見た科学

科学の系譜をたどる時、ヘレニズムにその源を求めるのが常道である。ヘレニズムに端を発する科学が、デカルトによって近代科学として甦生したととらえる考え方である。そうした考え方では、中世はキリスト教支配による暗黒の時代とされ、宗教支配が知を冥くしていたと捉えられるのであ

る。しかし、中世において科学は全て神学との関係において展開していた。近代科学の祖とされるデカルトにおいてすら、神の存在証明がその理論展開の本質を支えていたのである。おそらく、むしろ神学との関わりこそが、一七世紀における科学の甦生を準備したのである。科学の誕生におけるヘブライズムの影響というこうした視点をとることは、ここまでの我々の議論を「科学とは精神分析の言説に照らせばいかなる知か」という問いに多少とも近づけてくれるはずである。

ヘレニズムの科学、あるいはそれ以前の科学、例えばピタゴラスの教団がもっていた科学は、ユダヤ・キリスト教的伝統の吸収の後に現れた科学、つまりやがて近代科学へと至ることになる科学とどう異なっていたのか。この問いはもちろん容易な問いではない。ただ、こう考えてみることはできないだろうか。つまり、そこでは真理と知の一致を目指すという意味での普遍性の指向がないと。いや、この言い方は誤解を招くだろう。むしろ、真理と知の乖離の認識がないと言った方がいいかもしれない。この乖離の認識があってはじめて、その一致を目指すことになるのだから。

もちろん、例えばピタゴラスの理論が、強く普遍を指向するものであったことは疑いをいれない。事実いまも数学は彼に多くを負っている。しかし、ピタゴラスの体系においては「全ては数である」という彼の理論と「豆を食べてはならない」という、やはりピタゴラスのものである主張とが並びうるものとしてある。ピタゴラスの普遍への指向は、オルフィック教に源をもつオルギア、つまり熱狂という一種の陶酔に由来している。このオルギアとは、神との合一の内にある種神秘的な知識を得るものであり、陶酔という点で欲望と強く関わっている。それは、神経症的な強制に近い数々の強制と並べることができる欲望コントロールの一側面である。つまり、ピタゴラスの科学は、欲望をどう扱うかを一貫して問うているのである。そして、それは、エディプス的な布置を反映して――たとえ禁欲的であれ――性というものの扱いをその主題としている。

近代科学が決定的に普遍化する時点で排除したのは、この性という問題である。「欲望については、これを問わない」。これが、近代科学の出発点でなされた約束である。そのことによって近代科学は純粋に普遍的なもの、つまり真理と知の一致を目指すという意味での普遍を指向するに至ったのである。欲望の排除と普遍ということだけを見れば、この過程は、一神教の成立と極めて似ている。

「真理と知の乖離が欲望を生む」という認識、フロイト理論から読み取るべきこの認識については先に触れた。この認識における原因と結果を逆転させるなら、次のようなテーゼを導くことができる。つまり、「欲望があるから真理と知の乖離が生まれる」――とすれば「欲望を排除すれば真理と知の乖離はなくなる」。近代科学が決定的に普遍化する時点で行われたのはこの逆転である。いかにして科学は、これを逆転させることに思い至ったのだろうか。この逆転が行われるためには、真理と知の乖離という認識がなくてはならない、そして欲望の排除という契機を知っていなくてはならない。

聖霊、つまり神を信ずる者に宿るとされる神聖な魂と、子なるキリストという偶像、さらに父なる絶対神、この三者の一致という三位一体の理論によって、欲望と普遍との裂け目を縫合してきたキリスト教は、それでもある種の分割を内包していた。三位は一体であっても、やはり三位である。

三位一体的な普遍性とユダヤ教の普遍性とはどこかが違う。キリスト教がほとんど全土を覆った中世のヨーロッパの中で、ユダヤ教が国家という分割を越えて流浪する民族の中に残り、維持されてきたことは極めて大きな意義をもっている。三位一体的な普遍性から、共同体的な欲望機構、もっと言うなら神経症的な欲望機構をぬき去って、純粋な普遍性へと至ることを指向するヘブライズムの極が、三位一体的な普遍性で覆われた中世ヨーロッパの内なる外部として存続し続けたのである。おそらく、こうした三位一体的な普遍性とユダヤ教的な普遍性との共存、その緊張関係が、先の逆転した発想を可能にしたのである。「欲望を排除すれば真理と知の乖離はなくなる」。

しかし、近代科学の成立にあたって、三位一体的な普遍性から、神経症的な欲望機構をぬき去ること、それはどのようにしてなされたのだろうか。そして、そもそもそれは本当に可能なのだろうか。

近代科学は、聖霊と子なるキリストと父なる絶対神という三位一体を、知と計測（物）と真理という三位一体に置き換えることによって、欲望機構を排除したのである。デカルトが神の存在証明をしようとして、結果的になしたのはこのことである。こうして科学は、真理と知の一致という普遍性を純粋に指向することになったのである。「指向することになった」と書いたが、それは、もちろん「一致した」わけではないからである。三位は一体であってもやはり三位である。つまり、本来は、「真理と知が乖離しているから欲望が生まれる」のであって、「欲望を排除すれば真理と知の乖離はなくなる」という訳にはいかない。だからこそ、科学は固定した究極の知を形成して停止することなく、発展という形で永遠に続く運動を内にもち続けなくてはならなかったのである。科学そのものは欲望を排除しえたとしても、科学の運動形態は知と真理との乖離を映して、欲望をはらみ続けるのである。科学は欲望を排除し、それを対象としないとしても、科学そのものは欲望の対象であり続ける。だからこそ、科学の価値といった問題が現れるのである。科学論という、科学の移行を扱うメタ知識が照らし出すのはそうした次元である。

6 ないはずの外部へ

本来、普遍的なものには外部がない。普遍とは外部を認めないということである。集団がそのまま世界全体であるのなら、それは普遍である。それに対して、欲望とは本来外部を必要とするものである。ユダヤ教が選民観念をもってユダヤという共同体の中にありながら普遍であり、キリスト教が他の共同体に浸透する形で外部を指向しながら、欲望をはらんでいたのはそのためである。普遍と欲望とが外部というものに対してもつこの関係は、科学について考える時、ひとつの鍵となる。

科学者集団はその集団の中にあって普遍である。この普遍性も外部を認めないということによって成り立つ。パラダイムを共有するとは、そういうことである。パラダイムの共約不能性はこのことに起因している。もし科学者がその外部を指向するとすれば、それは欲望にとらえられた時、欲望の排除に失敗した時である。それ故、科学者は科学論に目覚めた時科学者でなくなるという、あの奇妙な法則が成り立つことになる。メタ知識は常に欲望に関与せざるをえないのである。

真理と知の乖離ということを前提に進めてきた我々の議論は、真理と知の乖離というこの前提を、フロイトに負っている。我々は、フロイトが、両性具有とか自我の分裂といった概念でしばしば立ち戻った人間が被る根源的な裂開についての認識に導かれて、この考察を進めてきたのである。つまり、我々はフロイトに従って、この裂開を人間が被る根源的な事態であって、それを認めようと認めまいと、いずれにせよ避けがたいものである、と考えているのである。では、真理と知との関係を永遠に乖離したものと捉えるこのような立場は、どのようにして現れうるのか。精神分析とはそう考えるに至った知なのである。冒頭のラカンの言葉は、そうした知は、一七世紀における科学の誕生を経ることなく出現することはないと言っているのである。

近代科学の誕生が、真理と知の乖離についての認識と欲望の排除という契機を前提としていたことは先に述べた。これは、共同体的な神々と一神教的普遍性との混交、キリスト教におけるこの原理的に不可能な混交を基盤に、真理と知との乖離を認識しつつ、それを否定しようとする指向性によってなされたのである。それは、結果として、真理と知の関係を、その究極の一致への移行形態と捉える姿勢を生んだ。知と計測（物質）と真理との三位一体とは、そうした指向性をもった姿勢である。

科学が、聖霊とキリストと神との三位一体を、知と計測（物質）と真理との三位一体へと置き換えることによって、欲望を排除したとするならば、精神分析は、知と計測（物質）と真理の三位一体による普遍性の、そのないはずの外部に出ることによって、欲望というものを再び視野に入れた。三位一体という、乖離を内に含みつつ一体を目指すこの構造を、主体とファルスとシニフィアンの永遠の運動形態として捉えなおすことによって、欲望を対象とするこの知は可能となったのである。ここでは、そのように考えておくことにしたい。

それにしても、近代科学の誕生以降、科学の普遍性と欲望の排除という構造について、その困難をさまざまな視点から暴いた人々が、スピノザを始めとして、フロイト、マルクス、さらにアインシュタイン、ヴィトゲンシュタインなど、その多くがユダヤ人であったのはいったいどうしてなのだろうか。このことと、科学がユダヤ的一神教の影響の下に誕生したという議論とはどう折り合うのだろうか。おそらく、ヘブライズムというものは、単なる一神教的な固定形態としては捉えきれない何かをその内に含んでいるのである。本来外部をもたないはずの一神教的普遍性のそのないはずの外部に、何者かを待ち望む、そういう何かがヘブライズムそのものの内にあるのではないだろうか。キリストもまたユダヤ人であり、おそらくはそうした何者かの一人なのである。とするならば、ユダヤ教があってはじめてキリスト教がありえたのと同じように、フロイトの発見も一七世紀の科学の誕生を必要としたと考えることができるかもしれない。

文献

＊1 Lacan J.: La science et la vérité, 1965, in *Écrits*, Seuil, Paris, 1966.

＊2 Freud S.: Der Mann Moses und die monotheistische Religion, *Gesammelte Werke XVI*, 1938.（森川俊夫訳「人間モーゼと一神教」『フロイト著作集11』人文書院、一九八四年）

＊3 Chalmers A.F.: *What is This Thing Called Science?* 2nd ed., Queensland, 1982.（高田紀代志、佐野正博訳『科学論の展開——科学と呼ばれているのは何なのか？』恒星社厚生閣、一九八五年）

＊4 Popper K.R.: *The Logic of Science Discovery*, London, 1968.（大内義一、森博訳『科学的発見の論理』恒星社厚生閣、一九七二年）

＊5 Freud S.: Die Verneinung, *G.W. XIV*, 1925.（高橋義孝訳「否定」『フロイト著作集3』人文書院、一九六九年）

＊6 Lakatos I.: Falsification and the Methodology of Scientific Research Programes.（森博監訳「反証と科学的研究プログラムの方法論」『批判と知識の成長』木鐸社、一九八五年）

＊7 Kuhn T.S. *The Structure of scientific Revolutions*, Chicago University Press, 1970.（中山茂訳『科学革命の構造』みすず書房、一九七一年）

＊8 Polanyi M.: *The Tacit Dimension*, Routledge & Kegan Paul, London, 1966.（佐藤敬三、伊東俊太郎訳『暗黙知の次元』紀伊國屋書店、一九八〇年）

＊9 Freud S.: Totem und Tabu, *G.W. IX*, 1913.（西田越郎訳「トーテムとタブー」『フロイト著作集3』人文書院、一九六九年）

＊10 Freud S.: Der Untergang des Ödipuskomplexes, *G.W. XIII*, 1924.（吾郷晋浩訳「エディプス・コンプレックスの消滅」『フロイト著作集6』人文書院、一九七〇年）

＊11 Freud S.: Über die weibliche Sexualität, *G.W. XIV*, 1931.（懸田克躬、吉村義孝訳「女性の性愛について」

『フロイト著作集5』人文書院、一九六九年）

＊12 Freud S.: Die endliche und die unendliche Analyse, *G.W. XVI*, 1937.（懸田克躬、吉村義孝訳「終りある分析と終りなき分析」『フロイト著作集6』人文書院、一九七〇年）

＊13 Lacan J.: *La chose Freudienne ou sens du retour à Freuden psychanalyse*, 1955, in *Écrits*, Seuil, Paris, 1966.

＊14 Freud S.: Die Ichspaltung im Abwehrvorgang, *G.W. XVII*, 1938.（小此木啓吾訳「防衛過程における自我の分裂」『フロイト著作集9』人文書院、一九八三年）

終章　私たちの立っている場、そしてこれから

1　ピノッキオ

木の人形が喋り、いたずらのかぎりを尽くして気のいいジェッペット爺さんを困らせる、あのピノッキオの物語は、[*1]一九世紀末葉の一八八三年、カルロ・コッローディによって書かれた。ピノッキオは、快活だけれど気まぐれ、勉強ぎらいで仕事ぎらい、心優しいが騙されやすい、挙句の果てに、おもちゃの国に誘い込まれてロバにされ、サーカスに売られて足を傷め、太鼓の皮にされるところを海に逃れ、木の人形に戻るのだけど、鯨に飲まれ、鯨の腹の中でやっとジェッペット爺さんと再会する。爺さんと共に鯨の腹から逃れたピノッキオは、心改めてまじめに働き、結局は、仙女の力でめでたく人間の子どもになるという、あの物語である。

一八八三年といえば、イタリアはリソルジメントという国家統一を一八六一年に果たし、やっと国家の体をなすようになったばかりである。それは、ちょうどわが国の明治初期に似た状況である。作家コッローディは国家統一運動に参加したジャーナリストで、統一後、建国に役立つ子どもの本

をと、この物語りを書いたのだ。

まじめに勉強し、仕事をすればいいことが起き、遊び惚けているとろくなことはないという教訓話と言えばそうなのだが、原本の細部は、人殺し、ドロボー、詐欺、わずかな金のための重労働など、残酷な話が満載である。なんとか生き抜くためには、最低限、言うことをきくしかないと教えていると読めなくもない。ただ、世界中の人々がこの物語を長く愛し続けてきたのは、ピノッキオという、快活で、懲りない木の人形、嘘つきで気まぐれな操り人形に、なんともいえない魅力を感じているからに他ならない。おそらく、最後に人間の子になるところなど覚えていない人も多いだろう。世界中で愛され続けているのは、人間になったピノッキオではなく、間違いなく木のピノッキオの方なのだ。

木が動き、しゃべる。愚かな子どもの不完全な判断に宿るなんとも言えない魅力、この物語は、そんな描写に満ちている。そのことだけでも、コッローディがいかに子どもの愚かさに寄り添う目をもっていたかがうかがわれる。こうした物語を読むとき、私は、強い思考というものが、実は、そのそばにいつも弱い思考を伴っていたのではないかと、ふと思うのだ。人々はおそらく、その弱い思考に、時に支えを見いだしてもきたのではないか、と。

ピノッキオが書かれた時代は、精神医学がまさに古典的診断体系に至ろうとする時代である。非合理を非合理として括り、精神障害をいわば一旦は社会の外に置き、それを強制的にでも治療するという制度を作り上げようとしていた。啓蒙姿勢の一環としての精神医学である。ただ、精神医学は、どうも、精神障害を単純に社会の外側に置いたのではない。その後の歴史を見るならば、以下の三つの点で、社会の外あるいは社会の内ということに関して、あいまいな態度を維持し続けてきたのではないかと思われるのだ。ひとつは、精神医学は古典的診断体系に至ったころ、同時に、神経症という正常なのか異常なのかが定かでない疾患を対象として抱え込んだという点である。神経症という病態を、異常ではあるが、しかし誰もが了解できる病態として、その視野の中に入れたのだ。そして第二に、一九六〇年代、七〇年代に盛んであった反精神医学運動のような契機を、精神医学はつねに内に含みもっていたと思われる点である。[*2] そして第三に、今日、ＡＳＤの臨床に見られるように、障害を正常な者にも認めうる偏りの濃淡として見る捉え方、すなわちスペクトラムという視点を受け入れる素地が常に精神医学にはあったと考えられる点である。

弱い思考と呼んできたものは、内にある種の欠落を抱え込んで思考し続けることであるのだが、ことによると、強い思考としての精神医学は、いつもその傍らに、弱い思考を携えながら進んできたのかもしれないと思ったりするのだ。

私たちは、自分は人間なのだと確信して日々を送っているけれど、どこかで、自分はひょっとするとと木のピノッキオなのかもしれないという思いを消すことができないまま、生きているのかもしれない。

2 〈他者〉の声と社会

「Che vuoi? 汝何を欲するか?」、生起しようとしている主体の、その「裂け目」の中に浮かぶこの声に対し、〈他者〉は何も答えない。何も答えない〈他者〉の前で、主体は、彼が想定した〈他者〉の欲望を自身の欲望とすることで、欲望の主体として生起する。本書で何度か繰り返し取り上げたラカン理論のこのくだりは、主体の生起に関わる記述であると同時に、主体と社会の連接点を示すものでもある。何も答えない〈他者〉の声を聴くことで、主体は欲望の主体として生起し、社会への連接を果たすのだ。

主体は、何も答えがなくとも社会へと参加していく。いや、むしろ、答えが何もないからこそ、先回りをして社会に連接されていくのである。主体はその本性上、垂直の力へと従属することを求めていると言ってもいい。主体(sujet)とはまさに、ラテン語の subjicere(従わせる)の過去分詞 subjectus から派生した語である。従属することは、主体の生起の鍵である。ただ、肝要なのは、この従属が、何も答えない〈他者〉への従属であるという点である。

しかし、近代という装置は、このないはずの〈他者〉の答えの位置に、繰り返し「仮の答え」を用意してきた。とりわけ二〇世紀は、答えのないこの「Che vuoi?」に、なんらかの「仮の答え」を用意することで機能するものが、数多く出現した時代だったと言っていい。イデオロギーはこの〈声〉に答えを与えてきたし、国家もある仕方で〈声〉に答えを与えてきた。そして、〈声〉を聴くことの危険ばかりが遺産として残された。ナチスドイツ、大日本帝国、ナショナリズム、スターリン主義——二〇世紀はそうした危険性を存分に体験した世紀なのである。二〇世紀末葉はそうしたさまざまな「仮の答え」を否定することに懸命だった。そして、諸々の「仮の答え」は次々と終焉を迎えていったのだ。イデオロギーの終焉、国家の縮小、ナショナリズムへの反省——。

重力を否定するように歴史が展開したと言ってもいい。では、現在、もはや「Che vuoi?」という声は響いていないのか。第10章で論じたカントの自由の次元はもう機能しないのか。もちろん、否である。むしろ、答えのないことこそがこの次元の要である。仮の答えを終焉させた今こそ、答えのないままに、どうすればその次元を支え続けることができるかを問うことが、新しい社会の形について、なんらかの示唆を提供してくれるはずなのだ。

二〇世紀最後の四半世紀以降、社会そのものの重力が弱体化したと書いてきた。しかし、どうも、重力は単に消失してしまったわけではないと思わせるところがある。なぜなら、厳然と重力を作り出すものが見えなくなった時、いくつかの奇妙な現象が現れるようになったからだ。小さな集団を無理にも作り出し、そこに帰属しようとする動きである。カルト的宗教の興隆、プチ・ナショナリズム、趣味集団の興隆、アイドル追っかけ等々、集団の規模はさまざまだが、ひとは無理矢理に探し出してでもなんらかの「答え」を見つけ、従属へと入り込もうとしているかのようなのだ。垂直の力がなくなり、全てが横並びになったとき、人は、その横並びの社会の中に小さな凹凸を見つけ、そこに、重力を求めていると言ってもいいだろう。

さらにもうひとつ、重力が弱くなった二〇世紀最後の四半世紀、ある特異な傾向が前景に出ている。科学の独走とでも言うべき事態である。真理への漸近線として進んできた科学が、ある時期から社会の推進力を保証するもののように機能し、新たな重力とも見える力を発揮し始めたのだ。

翻って考えてみれば、重力と言われてきたもの自体、近代になって以降も、決して一定の形で機能してきたわけではなく、いくつか形を変え、形を変えるたびに「ほころび」を露わにしてきた。そして、そのたびに、強い思考は迷走し、弱い思考に新たに視野を拓くことが求められてきたのだ。

3　科学と欲望

近代を作ったいくつかの原理のうち、科学は、「近代の終焉」ということが言われた後も終焉していないものの筆頭に挙げることができるだろう。私がポスト・モダンという言葉を空しく感じるのは、科学をめぐる問題をきちんと整理しない限り、近代という問題は決して片付かないと考えているからだ。科学が、精神の営みの中でどのような位置を占めているかについて正確な認識をもつことは、今日の主体と社会との連接点について考える上でも、決定的に重要なのだと思う。

第12章で論じたように、科学は、近代の始まりの時点で、「欲望があるから真理と知の乖離が生まれる」という布置から「欲望を排除すれば真理と知の乖離はなくなる」という布置への転換を経て、徹底的に普遍化する道へと進んだ。こうして欲望機構を排し、科学は、知と真理との漸近線的一致を求めて歩み続けることになったのである。

ただ、ここで、見逃せないひとつの変化について考えておかなければならない。科学は、ある時点から、知と真理との漸進的接近を求めて突き進むだけのものではなくなったのである。いつからか、科学は、技術という概念と結びつくことによって、真理と関わるのではなく、ある種の効力、特に経済力、軍事力と関わるものとなった。私たちはいま、科学技術という言葉になんの違和感も覚えない。むしろ科学は技術と結びついてこそ意味があるとすら考えるようになっているだろう。科学は、科学そのものとしては、真理の関数である。しかし、技術と結びついて科学技術となった時、それは端的に欲望の関数となったのだ。欲望の関数となった科学技術には、当然ながら、欲望についてのからくりについて自覚的であることが求められる。つまり、足下にある欲望という裂開を意識していることが要請されるのだ。

科学は、科学そのものとしては、真理との距離によってその価値をはかられる。しかし、科学技術となった時、それは、プラグマティズム的視点から価値をはかられるものとなる。プラグマティズム的視点、つまり、ある実践にいかに役立つかという視点である。そして、実践はつねに目的と共にある。たとえば月に行くためにといった目的である。ここで問題なのは、月に行くという目的自体が人類にとってどういう意味があるかという点は、プラグマティズムとは別の枠組みで考察されなければならないという点である。この問題は、科学の視点からのみでは論じきれない問題、『実践理性』の問題、倫理の問題なのである。今日、医学領域でエビデンスと呼ばれているものは、当然ながらプラグマティズム的視点から導かれたものであり、その目的の当否の判断は、プラグマティズムとは別の視点へと委ねられるべきものである。しかし、しばしば医療の中では、そのことが決定的に忘れ去られている。

さらに、今日、科学技術は技術革新という形で経済のフロンティアを作り出すものとなっている。第3章で論じたように、地理的フロンティアが消失したいま、ひとり技術革新のみが、新たな市場を生む契機となっているのである。合理性と非合理性の落差こそが啓蒙姿勢の推進力であったが、合理性（つまり科学）が技術と結びつき、科学技術という装置を作り出したとき、合理性は経済に関わるものとなった。経済のフロンティアが画しているのは、啓蒙姿勢が措定していた外部とは全く異なる外部である。経済のフロンティアの向こうに広がるのは、端的に市場、まさに欲望の舞台である。

二〇世紀終盤の四半世紀、いくつかの「仮の答え」によって重力が支えきれなくなった時、科学技術が市場との関係という姿を露呈させ、独走を始めたと考えることができるだろう。啓蒙的姿勢は「我々には光がある」という確信により機能していたが、科学技術のフロンティアでは「我々には快がある」あるいは「我々には武力がある」という確信こそが機能している。だからこそ、そのかたわらで「闇を見ろ、私たちは愚かだ」という言葉がささやかれなければならないのである。

この独走が始まった時から、合理性の陣営と非合理性の陣営という素朴な構図そのものが通用しなくなったのだと思う。あるのは、技術革新を届ける側とそれを受ける側、つまり経済的な落差である。私たちはいま、理性の陣営と非理性の陣営という捉え方とは異なる原理で動いているのだ。合理性が経済と結びつくことで、合理性の意味が決定的に変化したことを、私たちは正確に認識しておかなければならないのだと思う。私は、非合理としての統合失調症という疾患の位置づけの変化も、実はこうした変化と連動しているのではないかと考えている。

4　病態の変容が示しているもの

病態が変化したから疾病分類体系が変わったのか、疾病分類体系が変わったから病態が変化したのか、精神医学ではこのような問いがしばしば話題になる。普通なら、病態が変わったから疾病分類体系が変わったと考えたいところだが、精神医学には、そう単純にはいかない事情があるのだ。

そもそも精神障害そのものが、主体と社会との連接点のあたりで起きているということがあるため、主体と社会との連接点のあり方が変化すれば、精神障害の病態そのものが変化するということが起こりうる。そして、疾病分類体系は、主体と社会の連接点のあり方を決めているという側面も持っている。つまり、分類体系が変われば、病態は変化するのである。

垂直方向の力の後退、重力の衰退、このことは、フロイトのエディプス的布置の理論との関係で捉えることで、その意味を正確に捕捉することができる。エディプス的布置、主体と母の関係に介入してくる禁止の審級、すなわち父の機能という問題である。

エディプス的布置と言われてきたものは、主体の中のいくつかの審級の間の距離を保つものである。フロイトの言葉を借りるなら、自我と理想自我の距離、理想自我と自我理想の距離といったいくつかの距離である。いささか論が飛躍することを承知の上であえて換言するなら、世界を経験している主体、憧れを抱く主体、さらには死と関わる主体、これらいくつかの主体が、主体の内部で距離を保っていると考えることができるだろう。この距離が保たれているからこそ、主体は欲望をもち、その欲望に従って社会の中に身を置くということができる。さらに言うなら、これは、時間というものを主体の中にどう抱き込むかという問題でもある。エディプス的布置が危うくなるとは、この距離の維持が難しくなることなのである。

一九七〇年代から八〇年代にかけて、境界例の病理が盛んに論じられていた。境界例の病理とは、他者との奇妙な同一化（投影同一視）、そして、愛着と嫌悪の急激な反転、さらに、唐突なアクティング－アウトを主たる特徴とするものであった。これはまさに、主体の中での距離の維持に関する病理だったと考えていい。[*3][*4][*5]

神経症と精神病のまさに境界線上に登場した境界例の病理は、その後に起こったさまざまな病態変容の先駆けだったと見ることができる。エディプス的布置の危うさは、不安の意味も、抑うつの意味も変え、さらには、うつと躁の関係のあり方も変えたのである。そして、主体の中の距離の維持の困難は、精神病（特に統合失調症）の症状形成にも影響を与えた。精神病そのものが、もともと主体の中の距離が崩れる病態なのだが、社会の中の重力の弱体化という事態が、その距離の崩れ方、さらには修復の形を変えたのである。大がかりな構築をもつ妄想の出現が少なくなり、離散的な被害的着想に終始する妄想のあり方が増えた。そして、幻覚も明確に表れるというよりは、微妙な自生体験のような形で背景へと隠れるようになった。総じて、寡症状化したのである。こうした変化が、「統合失調症はどこに行ったのか」という疑問を生むことになったのだ。

さらに言うなら、自閉症スペクトラム障害の病理も、境界例のうち、ＳＰＤ（Schizotypal Personality Disorder）と呼ばれていたものの病理と関わりがある。ＳＰＤの病理もやはり、対象との関係において、主体の中の距離を維持することのできない病理として捉えることのできるものであった。[*3]

主体はその始原において、ひとつの欠落を被っているのだが、この欠落は、エディプス的な布置の下では、実は、主体の中のいくつかの距離へと姿を変えている。逆の言い方をするなら、主体の中のいくつかの距離は、原初の欠落を覆って、それを見えないものにしていると言ってもいいだろう。おそらく、社会という織物にほころびが現れたとき、主体の中のいくつかの距離の維持が難しくなり、内部にある原初の欠落が露呈したのだ。いわば、原初の欠落がエディプス的な布置を介することなく、露わになったのである。今日見られる新たな病態のいくつかは、主体が、この露呈した欠落と直面することによって起きていると考えることができるのかもしれない。

5　精神病理学の新たな地平

第11章にも書いたように、精神医学には、どの精神疾患についてもその原因がほとんどわかっていないという特殊な事情がある。精神医学には、原因の究明された疾患を内科学などへと引き渡すことによって、むしろ積極的に、精神という謎を引き受けてきたという面があるのだ。だから、古典的と言われる疾病分類は、当然のように、ある種の仮説的な論立てのもとに組み立てられていた。

この仮説的な論立てでは、精神病理学が、病める主体の言葉、病める主体の行動を前に、それが研究者の精神に現れる現れ方を見つめることで、病める主体の生成のあり方、病態が起こる可能性の条件について考察を重ねることで築いてきたものである。古典的な疾患概念は、研究者の側のこの経験の可能性の条件が、患者自身の経験の可能性の条件と一致すると想定することで構築された。もちろん、この一致は、あくまで想定であり、精神病理学者の中で起きているにすぎない。しかし、一致を想定することで、疾患概念が構築され、疾病分類体系が提示されてきたのだ。そして、この疾病分類体系は、不可避的に俗流化することで、身体疾患における分類体系と同列のものとして流布する。医療の側で、病者はこういうふうに病んでいるはずだと想定し、そうした想定を可能にする構築が病者の経験の側にもあると考える、循環的な見方が成立するのである。実際、精神医学はそうした危うさの上に営まれてきた。ＤＳＭは、こうした疾病分類の制度化に対する経験主義からの反論だったと言ってもいい。

当然だが、研究者の側の主体の生成のあり方が変われば、研究者の経験への病態の現れ方も変化する。実際、今日、社会との連接点のあり方が変化することによって、研究者の側の主体の生成のあり方が変化してきているのだと思う。そして、当然のように、病態は研究者の経験にそれまでとは異なるものとして現れる。そのことが新たな疾患の見え方を生んでいる。エディプス的布置の困難という言葉で先ほどから論じてきた変化は、こうした変化のことを言っているのだ。しかし、ここで肝要なのは、だから精神病理学の方法論は危ういものだと論難するのではなく、むしろ、知のこのからくりを自覚的に認識しておくことなのだ。

なぜなら、経験の可能性の条件と書いたものは、決して経験科学的な観察には現れてこないものであり、これを把握することは、ある種の仮説的論立てをもってしてしかなしえないからである。可能性の条件とは、経験というものが成立する以前の問題であり、それゆえ、経験科学にはとらえられない領域のものである。精神病理学的考察の俗流化した帰結に問題があるからと言って、この領域の考察そのものを捨ててしまっては、精神医学という学は成り立たない。積極的に精神という謎を引き受けてきた精神医学が、その謎に対する手がかりの一切を失ってしまう危惧すらあるのだと思う。

経験以前、経験の向こう側へと想像力を働かせることによって初めて、主体の中のいくつかの距離といった問題は思考の射程に入ってくる。それは、経験というものが成り立つためには、主体は自由といかなる距離を置かなければならないか、あるいは、死とどのような距離にあらねばならないか、といった問題を問うことでもある。おそらく、今日、そうした距離のあり方そのものがなんらかの変化を被っているのだ。統合失調症という非合理を、非合理として社会の外に置いておくこと自体が、いま難しくなりつつあるとすれば、その難しさと、こうした変化とは、おそらく強い関わりがあるに違いない。

こうした変化を踏まえて、私たちは新たな精神病理学というものを構想しなければならない。もし、「弱い知としての精神病理学」というものが構想できるとするならば、それは、精神障害を正常と呼ばれるもののすぐ傍らに、あるいはその内部に据えて、正常と病態との連関を読み解くものでなければならないのだと思う。第7章で「共に生きる」という言葉で論じた事柄は、決して絆を結ぶといった次元のことではない。この「共に生きる」には、社会が真の意味で多様であること、いかなる主体にも場を用意できる社会を織り上げることが要請されていると考えるべきなのだろう。「弱い知としての精神病理学」は、おそらくそうした社会を視野に入れて構築されるべきものなのである。

本書を通じて、重力の弱くなった社会において、主体と社会の新たな連接点をいかに構築するかという問いに明確に答えることはできていないかもしれない。ただ、問題のありかはある程度示すことができたのではないかと思っている。

主体が、本来、垂直の力を求めるものであるとするなら、垂直に組織化されることのなくなったこの時代に、どのようにして垂直の力を再びもたらすことができるのか。垂直の力が弱体化し、横並びの価値が並列する社会の中で、どうしても横並びに並べることのできないもの、それは、死という問題である。死こそ、水平に置くことのできないもの、そして、どうしても内部に置いておくことのできないものである。この絶対的な外部を、いかにして生という営みの想像力の中に入れて、前に進むか、このことこそ、実は、いま、私たちに求められていることなのではないかと思う。死を見つめることを通して浮かび上がるものの力を借りない限り、もはや、何ものも倫理の次元を支えることはできないのではないか。本書の冒頭、震災のことを取り上げたのは、そうした思いがあったからである。

木の人形のピノッキオが人間の子どもになるとき、ひとは、木に生命が吹き込まれたと感じる。それは、私たちが、木の人形のピノッキオは、いわば半ば死んでいると思っているからに他ならない。そして、私たちは、もしかすると、自分自身は実は木のピノッキオなのかもしれないと、どこかで思っているのだ。

フーコーが『言葉と物』[*6]の末尾に書いているように、もし、人間というものが、波打ち際の砂の表情のようにやがて消滅してしまうものであるとするならば、その時には、半ば死んでいるピノッキオたちが、それなりに、社会を織り上げていくしかないのであろう。

新しい倫理の可能性は、あるいは、そのあたりにあるのかもしれない。

文献

*1 Collodi C.: *Le avventure di Pinocchio*, Libreria Editrice Felice Paggi, Firenze, 1883.（大岡信訳『新訳 ピノッキオの冒険』角川文庫、二〇〇三年）

*2 鈴木國文「なぜ精神病理学は反精神医学を内に含むのか」（神庭重信、松下正明責任編集『精神医学の思想』専門医のための精神科臨床リュミエール30、七九―八九頁、中山書店、二〇一二年所収〔鈴木國文著『精神病理学から何がわかるか』批評社、二〇一四年に再録〕）

*3 鈴木國文「Plan の立て方に見る境界例の病理」『臨床精神病理』第四巻、一九八三年、一二五―一四〇頁

*4 鈴木國文「「憧れ」の病理――いわゆる境界例症例を巡って」『臨床精神病理』第九巻、一九八八年、一一九―一三三頁

*5 鈴木國文「現実の諸層、現実の彼方――境界例の訴える困惑を巡って」（村上靖彦編『境界例の精神病理』弘文堂、一九八八年所収〔*3、*4、*5はいずれも、鈴木國文著『神経症概念はいま』金剛出版、一九九三年に再録〕）

*6 Foucault M.: *Les mots et les choses, une archéologie des scineces humaines*, éditions Gallimard, Paris, 1966.（渡辺一民、佐々木明訳『言葉と物――人文科学の考古学』新潮社、一九七四年）

あとがき

私は、一人称で文章を書くことをあまりしないできた。いわゆる学術論文を書くことが多かったから、それは当然といえば当然なのだが、自分というものを消して筆を執ることが、文章を書き進めるうえで、抵抗が少なかったというのも事実だろう。

本書は、青土社の雑誌、『現代思想』『ユリイカ』『イマーゴ』に書いた文章を軸に、他の雑誌の論文数編と書き下ろしの論文数編を加えて編んだものである。青土社の雑誌への文章を集めてみると、ほぼすべてが「私」という主語で書かれた論考であった。そのため、私は、書き下ろしの三編も一人称で書いた。自分としては、一人称で書くことで、いつもは入っていけない思考の領域に踏みこむことができたのではないかと考えている。一人称をとることで、自分の場をある程度明確にして書くことができたからか、かえって、自身の考えに対して逆に距離を置いた論考、つまり、メタ思考ともいうべき位置をとることができたように思うのだ。

思考とその足場という問題は、本書の主題でもある。本書では、精神医学が精神疾患について重ねてきた思考の足場を、探ろうとしているからだ。

過去の論文は、重複の回避、記述の統一、読みやすさなどを考え、一冊の書籍にするにあたってかなりの書き換えを加えた。論考のほとんどは二〇一一年の震災以降に執筆したもので、社会の変化に添った精神病理学のあり方を追求するという点で、一貫したテーマのもとにある。章立ては、執筆年代順には編まれていない。そして、震災以前に書かれた論文が三編入っている。第4章は古く二〇〇四年、第5章は二〇一一年の二月、震災直前のものである。そして、実は、最後の第12章だけは極めて古く、一九九四年、『イマーゴ』のラカン特集の増刊号に寄せた論文である。この古い論文は、しかし、私の中では、掲載した他の論文の問題意識のすべてがそこから出てきた源のような役割を果たしたものである。

ここに、章ごとの初出を示しておこう。

序　章　ほころびに何を見るか（書き下ろし）
第1章　震災後のこころのゆくえ（『現代思想』二〇一一年九月臨時増刊号）
第2章　「前進すること」と「立ち止まること」の間で――東日本大震災から五年（『現代思想』二〇一六年四月臨時増刊号）
第3章　「メンタル問題で、ちょっと」――自律と精神科における先制医療（『現代思想』二〇一五年五月号）改題

第4章　憂うつはもう機能しないのか（『ユリイカ』二〇〇四年五月号）改題
第5章　「うつ」の味――精神科医療と噛みしめがいの薄れた「憂うつ」について（『現代思想』二〇一一年二月号）
第6章　「多動」――アナタの何を信じ、何を愛すればいいのか（『現代思想』二〇一八年一一月号）
第7章　主役が交代するとき――統合失調症とＡＳＤの現在（書き下ろし）
第8章　ラカンの概念を通してみる自閉症（『そだちの科学』第二四号、二〇一五年四月）改題
第9章　自閉症スペクトラム障害と思春期――成人の精神科医療の立場から（『こころの科学』第一七四号、二〇一四年三月）
第10章　精神の病理、責任の主体――社会の変容と病態の変化を踏まえて（『司法精神医学』第一一巻一号、二〇一六年）
第11章　心的因果性と精神療法――時間性について（『臨床精神病理』第三五巻一号、二〇一四年）改題
第12章　精神分析と科学――欲望と普遍、心理と知、女と男（『Imago』一九九四年一〇月号）改題
終　章　私たちの立っている場所、そしてこれから（書き下ろし）

「江戸地図を重ねてみる東京」だとか、「古地図と大阪」など、いま我々が住んでいる街を、歴史

上の古い地図に重ねてみる企画がしばしばある。こうした試みによって、住んでいる街の姿が鮮やかに色づき始めるという経験は多くの人がもっていることだろう。古地図へと潜ることは、いまを知るうえで欠かせない作業なのである。本書は、現在の精神医学が相手にしている病態の数々を、すこしばかり古い精神疾患概念図と重ねてみることで、その病態の通常では見えない側面を照らし出そうとする試みだったと言ってもいい。そうした視点によって、精神疾患というものの特殊性が浮き彫りにされたのではないかとも思う。

強い思考、弱い思考という二つの思考は、一方が他方を駆逐するというような関係ではありえない。かといって、この二つは、一方が他方を補完するという関係のものでもないだろう。おそらく、ある人が強い思考の中にあるときには、弱い思考のことは見えない、そんな関係にあるのだと思う。今日、精神医学は科学技術の一翼を担うものとして、いわば強い思考に覆われているようにも見える。しかし、本書に並べたような論考を私が重ねてきたのは、精神医学は、必ず弱い思考を必要としていると確信しているからにほかならない。

本書は、青土社の加藤峻氏の勧めにより実現したものである。論考執筆の機会を与えてくださった青土社各誌の編集の方々、そして加藤峻氏に、この場を借りて深い感謝の意を表したい。弱い思考が陽の目を見ることは少ない時代だけに、こうした機会を与えられることは、実に得難い幸運なのだと思う。

本書が多くの人にとって、これまでの時代を振り返り、今後の行く道を探る上で、わずかでも手燭の役を果たしてくれればと願っている。

二〇一九年（令和元年）五月

鈴木國文

［著者］ 鈴木國文（すずき・くにふみ）

1952年生まれ。松蔭病院院長・名古屋大学名誉教授。精神科医。名古屋大学卒業。マルセイユ大学外人助手、京都大学保健管理センター講師、名古屋大学大学院医学系研究科リハビリテーション療法学専攻教授・名古屋大学学生相談総合センター長などを経て現職。著書に『神経症概念はいま』（金剛出版）、『トラウマと未来』（勉誠出版）、『時代が病むということ』（日本評論社）、『同時代の精神病理』（中山書店）、『精神病理学から何が見えるか』（批評社）、共著に『「ひきこもり」に何を見るか』（青土社）、『発達障害の精神病理I』（星和書店）などがある。ジャック・ラカン一連のセミネールの翻訳を務める。

「ほころび」の精神病理学
現代社会のこころのゆくえ

2019年7月26日 第1刷印刷
2019年8月 5日 第1刷発行

著者――鈴木國文

発行者――清水一人
発行所――青土社

〒101-0051 東京都千代田区神田神保町1-29 市瀬ビル
［電話］03-3291-9831（編集）03-3294-7829（営業）
［振替］00190-7-192955

印刷・製本――双文社印刷

装幀――松田行正

ISBN978-4-7917-7185-1 C0011